ねころんで
読める
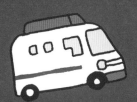

救急患者の
みかた

ナース・
救急救命士・
研修医のための
診療とケア

総合病院国保旭中央病院
救急救命科 医長／
臨床研修副センター長
坂本 壮

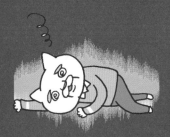

JN012113

MC

はじめに

♪ 時が来た 逃すな 振り返ることは もはやない この日を 忘れないぞ
　この時に すべてかけ 素晴らしい時へ♬

　救急外来診療で難しいのはどのような点でしょうか？ 症状がそろう前に来院するがゆえに疾患が想起できない、頭には浮かんではいるけれどもその時点では診断が難しい、複数の患者さんを同時に診る必要がある、ベッドに限りがあり経過観察目的の入院が難しい、専門科がない、検査に限りがあるなど、挙げだしたらきりがありません。

　救急外来では、"いまなにをするべきか"を迅速に判断する必要があり、確定診断する努力はするものの、時間というものをみかたにつけない限りは確定することはできないことも多いので、診察時の状態での重症度や緊急度を見積もりマネジメントすることが必要です。患者さんが発する"危険なサイン"を逃さずキャッチすることはもちろん、引き出すことも大切です。

　「え？ あの患者さん、そんなに重症だったの！」「え？ あの症状であの疾患！」など、あとあと"まさか"と思った経験があるかと思います。救急外来診療に長らく従事しているとよくあることでも、経験がなければ頭に浮かばず判断を誤ってしまうことはよくあることです。本書では、頭に入れておいていただきたいことを、病歴（History）、身体所見（Physical）、バイタルサイン（Vital signs）の3つに分けて解説しています。ねっころがりながらパラパラと読み、Hi-Phy-Vi（ハイ・ファイ・バイ）の見どころをチェックしてみてください。各項末のPoint：俳句調コメントから読むのもありです。

　冒頭の唄は、私が最も好きなミュージカル"ジキルとハイド"「時が来たThis Is The Moment」の一節です（作詞：Leslie Bricusse、日本語詞：高平哲郎）。ジキル博士が善と悪を分離する薬を研究開発し、それを自分で試す際に唄うビッグナンバーです。時を逃さず、適切にマネジメントしたいものです。ジキル博士と違って、救急外来では振り返ることも大切ですけどね。

　さいごに、家族との大切な時間を逃さぬよう約束して。

2020年2月

総合病院国保旭中央病院 救急救命科 医長／臨床研修副センター長　坂本 壮

ねころんで
読める

救急患者の
みかた

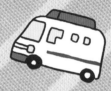

Contents

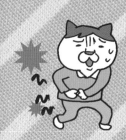

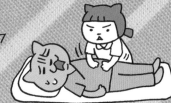

コラム

初期研修医　　　新人看護師　　　指導医

第1章

バイタルサイン編

1. 麻痺があるから 頭が原因？！

（71歳、男性、左半身麻痺）

 左半身麻痺だから脳梗塞だ！

 脳出血ってことは？

 日本は脳梗塞のほうが多いんだぞ‼（脳卒中のうち75％は脳梗塞）

 そうなんですかぁ。

 いや、そもそも脳卒中じゃないと思う……。

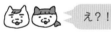 え？！

アタマ以外の麻痺の原因？

　左半身の麻痺を認める、さぁ原因はなんでしょうか？ この質問に対して誰もが頭に思い浮かべるのが、脳梗塞や脳出血でしょう。それが素直な意見であって、私も同様です。しかし、原因が頭蓋内疾患とは限らないということを知っているでしょうか？

　都内の救急隊は、現場で脳卒中らしいか否かを判断する際に、CPSS（Cincinnati Prehospital Stroke Scale）※を用いています。これは、①構音障害、②顔面の麻痺、③上肢の麻痺の3項目を評価し、1項目以上該当したら陽性と判断し「脳卒中の疑い」として受け入れ可能病院を探します。

　CPSSが陽性であった場合には、そのうちの70％程度が真の脳卒中です。救急隊は現場滞在時間をなるべく短く、緊急性や重症度が高い患者さんを

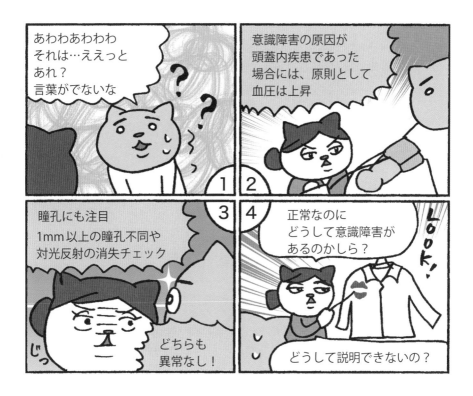

① あわわあわわわ それは…ええっと あれ？ 言葉がでないな

② 意識障害の原因が 頭蓋内疾患であった 場合には、原則として 血圧は上昇

③ 瞳孔にも注目 1mm以上の瞳孔不同や 対光反射の消失チェック

どちらも 異常なし！

じっ

④ 正常なのに どうして意識障害が あるのかしら？

LOOK!

どうして説明できないの？

見逃すわけにはいかないため、簡便な判断方法で70％（10人に3人程度は脳卒中ではない）という数値は十分です。

　では、残りの30％はどのような疾患でしょうか。そこには多くの疾患が含まれますが、救急現場で意識しておくべき代表的な疾患は、①低血糖、②大動脈解離、③けいれん、④敗血症に代表される感染症でしょう。そのほかにもいくつもありますが、まずはこれらを頭に入れておくとよいでしょう。

※CPSS以外にLAPSS (LosAngeles Prehospital Stroke Scale)、KPSS (Kurashiki Prehospital Stroke Scale) などいくつかのツールがありますが、現場で多く利用されているのがCPSSでしょう。

脳卒中らしいバイタルサイン

　CPSSのうち30％程度は脳卒中でないわけですが、それを現場で（看護師であればトリアージの段階で）見抜く術はあるでしょうか。詳細な病歴や身体所見などが把握可能であればそれに越したことはありませんが、意識障害を認めることが多く、また即座に判断したいものです。そこで注目するのが、誰もが確認可能なバイタルサインです。

　意識障害の原因が頭蓋内疾患であった場合には、原則として血圧は上昇します。なぜなら、頭蓋内疾患によって頭蓋内圧が上昇した場合、身体はなんとかして脳血流を維持しようとして体血圧を上昇させるからです。200/110mmHgと120/75mmHgという血圧では前者のほうが脳卒中らしいわけです。

　瞳孔にも注目しましょう。1mm以上の瞳孔不同や対光反射の消失は、頭蓋内疾患らしい所見です。ドラマ『コードブルー』の山Ｐも瞳孔を必ずチェックしてましたよね（観てなかったらごめんなさい）！

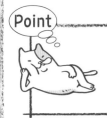

Point

脳卒中（のうそっちゅう）
血圧高い（けつあつたかい）
あたりまえ

2.これって本当に 過換気症候群?!

(69歳、女性、呼吸困難)

 呼吸がはぁはぁして、手がしびれるって言ってるんで過換気でしょ!

 そうですよね。うつ病の治療中ですしね。ペーパーバッグ法やりますか?

 いや、あれは古い手法で今はやらないよ! フン!

 へぇそうなんですねぇ。さすが!

 さすがでもなんでもない! 本当に過換気か? 違うと思うなぁ〜。

 え?!

過換気症候群は除外診断

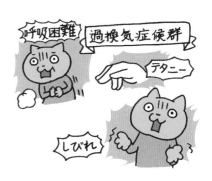

　過換気症候群は救急外来でしばしば出合います。呼吸困難、動悸を訴えるのが典型的です。呼吸数が上昇し、呼吸性アルカローシスの状態になることで、カルシウムイオンの減少や、末梢血管の収縮によって、テタニー(助産師の手)、四肢や口周囲のしびれを認めます。

　しかーし、呼吸回数が上昇している患者さんを診て、まず考えるべき疾患は過換気症候群ではありません。

　過換気? と疑うことは簡単なのですが、と同時に「過換気様の症状を伴

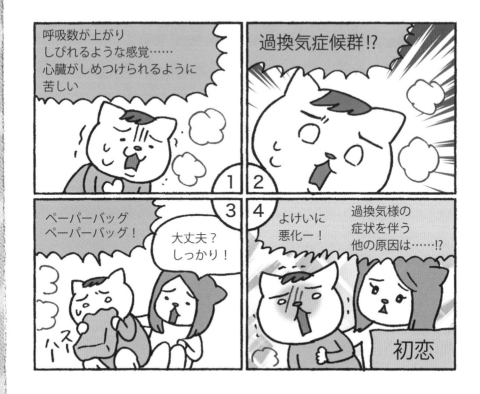

う他の原因は？」「なぜ過換気になったのか？」はきちんと考える必要があります。他の原因を疑う所見を認めず、心因性因子から不安が誘発され症状が生じているのであれば過換気症候群が最も考えやすいですが、初診の患者さんが多い救急外来ではこのようにいちいち考える癖をもっておかなければ、安易に過換気と診断しがちです。意識しておいてください。

高齢者初発の過換気症候群はまれ

ないわけではありませんが、過換気症候群は通常高齢者で起こることはまれで、さらには初発というと非常に珍しいということを頭に入れておきましょう。平均36.5歳、女性にやや多いのが現状です。30％の患者さんは以前にも過換気の既往があります。「今までに既往のない高齢者を過換気症

候群と判断しようとしているそこのあなた！」、まずはそれ以外の疾患を考えましょう。

過換気症候群であればSpO$_2$は？

　冒頭の会話の患者さん、SpO$_2$が94％でした。これは過換気症候群として矛盾しないのでしょうか。普段よりも呼吸回数が多く、たくさんの酸素を取り入れ二酸化炭素を吐きだしているのですから、SpO$_2$は上昇するはずですよね。たいてい100％です。つまり、過換気かな？ と思った際に表示されているSpO$_2$の数値が100％でなければ、そこに違和感をもつ必要があるのです。

　この患者さんは肺血栓塞栓症でした。鑑別に挙がっていましたか？ この患者さんは、初めての症状で、SpO$_2$、年齢を考えても過換気症候群は"らしくない"のです。

　肺血栓塞栓症以外にも気胸や敗血症、急性心筋梗塞の患者さんが過換気症候群っぽい症状で来院することもあります。細かな鑑別手段はここではおいておいて、とにかく過換気症候群らしい事項を頭に入れておきましょう。そこに違和感があれば、きちんと鑑別疾患を考える、これでまずはOKでしょう。

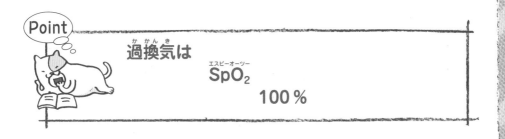

Point

過換気は SpO$_2$ 100％

3. 呼吸数はとっても大切!

(78歳、女性、発熱)

 発熱の患者さんたくさんだね。この時期は大変だ。

 この患者さんもインフルエンザっぽいですね。検査、検査と。

 喉にイクラが見えたらインフルエンザだから検査いらないよ!

 え? なんですかイクラって?

 インフルエンザ濾胞※といって（ホニャホニャ……）。

 おいおい、この患者さんそんなゆっくり診断してる余裕ないぞ!

 え?! 血圧も十分ありますし、SpO$_2$も95％ですけど……。

※インフルエンザ濾胞：咽頭の視診でインフルエンザを診断できるんです。
ググって画像を確認してみてください。

重症患者を見抜く重要な2つの指標

　バイタルサインと聞いて、項目は何を考えますか？ 血圧、呼吸数、心拍数（脈拍数）、体温は誰もが考えるでしょう。SpO$_2$を入れる人もいるでしょう。尿量を入れる場合もあります。さらに、意識、瞳孔を加えておきましょう。

　これらの項目のうち、特に重要なバイタルサインはなんでしょうか。どれも大切なのですが、①意識、②呼吸数の2つは超大切です。いくら血圧が保たれていても、意識障害を認める、頻呼吸や呼吸様式の異常が認められる場合には、緊急度、重症度は上がります。逆に、血圧がやや低めであっ

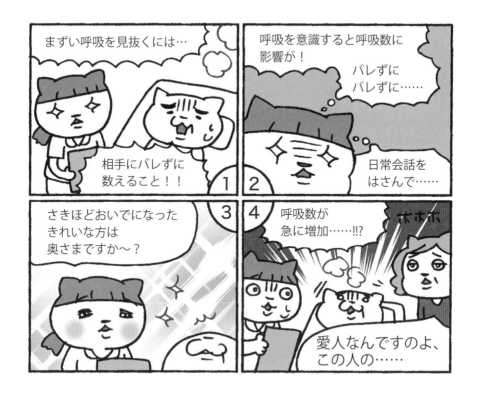

ても、高熱を認めても、意識清明や呼吸が正常であれば、あわてる必要が
ないことがほとんどです。

頻呼吸をみたら考えるべきこと

　頻呼吸＝過換気症候群、ではありませんでしたね（「これって本当に過換
気症候群？！」p.11参照）。呼吸回数が早い患者さんを診たら、まず考える
べき病態は「代謝性アシドーシス」です。ピンときますか？！ 簡単にいえ
ば、身体がまずい方向に向かっているのをなんとか呼吸で代償している、
それがゆえに呼吸回数が増えているということです。

$$pH = 6.1 + \log\{[HCO_3^-]/(0.03 \times PaCO_2)\} \quad \cdots\cdots①$$

　①の式を見てください。log とか嫌ですよね。もう忘れましたよね。いい

んです。ホメオスタシス（恒常性）という言葉覚えてますか。忘れた？ いいんです。要は、身体はある一定の範囲内で調整しようと、うまぁくコントロールしているわけです。われわれの身体のpHは7.35〜7.45です。ショック状態など、よからぬ方向へ向かうと代謝産物である乳酸が溜まります。そうすると、HCO_3^-はその分低下します。①の式でいうと分子が小さくなるため、pHを維持するためには$PaCO_2$も下げる必要があるわけです。下げるためには、呼吸回数を増やすのが手っ取り早いですよね。これが代謝性アシドーシスの際に呼吸回数が上昇する理由です。わかりましたよね？！

まずい呼吸を見抜くには？

　呼吸数は、23回/分と正確に把握することができればよいですが、自身で数えるしか術はないため、正確に把握するためには時間がかかります。15秒数えて4倍、20秒数えて3倍、なんでも構いませんが、1つ注意点があります。それは相手にバレずに数えることです。呼吸筋は随意筋ですから、意識すると止めることも早くすることもできるわけです。遠目から、または血圧や脈拍、体温を測定しながら数えるとよいでしょう。

　最も早い技を伝授しましょう。これは簡単ですよ。患者さんの呼吸を自身で真似してみましょう。やってみて、「つらいな」とか「早いな」とか「浅いな」と思ったら、それは正常な呼吸ではないでしょう。真似てみて、異常を察知したら正確に数える、これが実践的です。

　冒頭の患者さんは急性閉塞性腎盂腎炎（尿管結石がつまって腎盂腎炎を起こしていた）でした。介入が遅れるとあっという間にショックに陥ってしまうこともあるので要注意です。

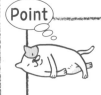

Point

真似て呼吸
　　まずいサインを
　　　　すぐキャッチ

4. ショックは血圧で判断するな!

(55歳、男性、側腹部痛)

 脚立からすべって落ちて脇腹が痛いっていう患者さんかぁ。

 気をつけてほしいですねぇ。バイタルサインは問題なさそうなんで湿布でも出しておきますか。

 そうだね。血圧100mmHgあるもんね。

 すぐにストレッチャーに寝かせて、エコーだ!

 え? あぁ骨折もエコーの時代ですからね。(できるかわからないけど)やってみます!

 骨折ってエコーでわかるんですね! すごい!

 違う! FAST※をとっととやりなさい!

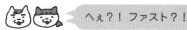 へぇ?! ファスト?!

※FAST:focused assessment with sonography for traumaの略で、①心タンポナーデの有無、②左右血胸の有無、③腹腔内出血(モリソン窩、脾下面、ダグラス窩)の有無をエコーで迅速に確認します。

そもそもショックって?

　ショックは「生体に対する侵襲あるいは侵襲に対する生体反応の結果、重要臓器の血流が維持できなくなり、細胞の代謝障害や臓器障害が起こり、生命の危機にいたる急性の症候群(日本救急医学会)」です。なんのこっ

ちゃわからないですか？ わかりづらいですね。ポイントは血圧が○mmHg以下と定義されるわけではなく、重要臓器の血流が維持できないのがショックということです。

　ショックと聞くと、収縮期血圧が90mmHg以下など、どうしても血圧で判断しがちです。しかしよく考えてみてください。あなたとあなたのお父さん、そして目の前の患者さんの普段の血圧は一緒でしょうか。おそらく違いますよね。普段の血圧が違うのに、ショックの判断の血圧が一緒のはずがありませんよね。普段、収縮期血圧が150mmHgで推移している方が110mmHgとなれば、十分な血液を全身に巡らせることはできなさそうですよね。

ショックになったらそのほかのバイタルサインはどうなる？

　普段の血圧が把握できていれば、それとの比較でショックと判断できるかもしれません。しかし、多くの救急患者は初診ないし、久しぶりに対面する患者さんです。どこを診て判断すればよいでしょうか？ 以下の2点を意識しましょう。

バイタルサインを総合的に解釈する！

　人間の身体はよくできています。出血などで血圧が低下しそうになったら、その前になんとか維持しようとして代償が働くのです。

血圧＝心拍出量×末梢血管抵抗……①

　血圧は①の式で規定されるため、出血や脱水によって末梢血管抵抗が下がれば、その代わりに心拍出量を上げます。敗血症の際にも末梢血管抵抗が下がるため頻脈となることがほとんどです。

　表1を見てください。循環血漿量（身体の血液）の30％程度が失われるまでは収縮期血圧はあまり変動しません。なぜか？ 代償がきいているからです。そのため収縮期血圧だけで判断すると、ある程度出血するまでは認

表1　推定出血量とバイタルサインの変化

推定出血量（循環血漿量に対する割合）	＜15%	15～30%	30～40%	40%＜
起立性変化	心拍数増加 ≧30回/分	収縮期血圧低下 ≧20mmHg	拡張期血圧低下 ≧10mmHg	拡張期血圧低下 ≧10mmHg
脈（回/分）	＜100	＞100	＞120	＞140
脈圧	正常	低下	低下	低下
収縮期血圧	正常	正常	＜90mmHg	＜70mmHg

（文献1より引用）

識できなくなってしまうのです。早期にキャッチするためには、①ショックインデックス（心拍数/収縮期血圧）を意識する、②起立性変化に注目する、がポイントです。

①ショックインデックス

　これは心拍数を収縮期血圧で割ったもので、通常安静時は0.5～0.6前後です。自分のバイタルサインを入力するとそんな感じですよね。出血を認める患者さんでは、これが1程度であると1L、1.5程度であると1.5Lの出血があると判断し対応します。

　冒頭の症例の患者さんは、血圧が100/56mmHg、心拍数110回/分でした。ショックインデックスが1以上ですから、腹腔内に出血しているとすると、1L以上出ているためあせらないといけないわけです。ヒトの全血液量は体重の13％程度、60～70kgのヒトでは5L程度であり、約20％がすでに失われているのですから。

ショックインデックス（Shock Index）＝心拍数/収縮期血圧

②起立性変化

　通常臥位から坐位、坐位から立位となっただけではバイタルサインは大きく変化しません。しかし、ショックのときには、循環血漿量が減少しているがゆえに、それだけで心拍数が増加、さらには血圧が下がるのです。起立性変化が最も早期にわずかな出血をキャッチできる徴候なのです（表1）。

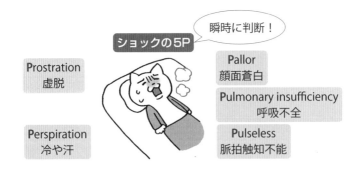

瞬時に判断！

ショックの5P

Prostration
虚脱

Pallor
顔面蒼白

Pulmonary insufficiency
呼吸不全

Perspiration
冷や汗

Pulseless
脈拍触知不能

見た目でショック徴候をキャッチする

　ショック患者は、バイタルサインを細かく測定しなくてもパッと見でわかります（意識すればですよ）。意識が悪い、顔色が不良である、呼吸が促迫している、皮膚の色調が悪い、冷や汗を認める、これらはまずいサインですね。ここでも意識・呼吸は重要なのです。四肢を触って冷や汗や冷感、網状皮斑と呼ばれる循環不全のサインを認めたら、さらにヤバイ状態です。

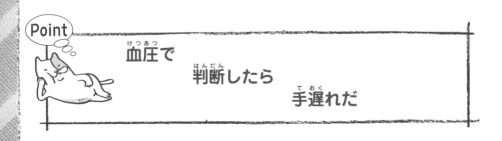

Point

血圧で 判断したら 手遅れだ

〈文献〉
1) McGee, S. et al. The rational clinical examination. Is this patient hypovolemic?. JAMA. 281 (11), 1999, 1022-9.

5. 認知症？ いやいや これは意識障害！

（80歳、女性）

 え？ 本人の主訴は特にないの？

 ご家族から見て反応が乏しいみたいで、心配して連れてこられたようです。

 （診察後）特に所見ないけどなぁ。高齢だし認知症の初期症状じゃないかなぁ。

 神経内科の外来を日中に受診してもらいますか？

 そうだね。バイタルサインは安定しているし、それでいいでしょう。

 家族から見て、意識が普段と異なるんだよね？ それはまずいサインです！

 え？！ 心配しすぎでは……。

意識障害の評価

　目の前の患者さんの意識状態の程度はどのように評価していますか？ JCS（Japan Coma Scale）（表2）、GCS（Glasgow Coma Scale）（表3）は必ず頭に入れておきましょう。それぞれ利点・欠点がありますが、トリアージの段階では、まずはJCSを瞬時に判断できるようになっておけばよいでしょう。

　1/JCS「なんとなくおかしい」、2/JCS「見当識障害を認める」と判断した際に、安易に普段からだろうなどと判断してはいけません。高齢者だから耳が遠いのだろう、普段から日付を間違えるのだろう、発熱のせいで反応が乏しいのだろうと考えてしまいがちですが、それはNGです。必ず"普

表2　Japan Coma Scale

大分類	小分類	
1桁 自発的に開眼・瞬き動作・または話をしている	意識清明のようだが、いまひとつはっきりしない	1
	今は何月だか、どこにいるのか、または周囲の者（看護師・家族）がわからない	2
	名前または生年月日が言えない（不変的なもの）	3
2桁 刺激を加えると開眼、離握手、または言葉で応ずる	呼びかけると開眼、離握手、または言葉で応ずる	10
	身体を揺さぶりながら呼びかけると開眼、離握手、または言葉で応ずる	20
	痛み刺激を加えながら呼びかけると開眼、離握手、または言葉で応ずる	30
3桁 痛み刺激を加えても開眼、離握手、そして言葉で応じない	刺激部位に手を持ってくる	100
	手足を動かしたり、顔をしかめる	200
	まったく反応しない	300

表3　Glasgow Coma Scale

大分類	小分類	
A：開眼 eye opening	自発的に	E4
	言葉により	E3
	痛み刺激により	E2
	開眼しない	E1
B：言葉による応答 verbal response	見当識あり	V5
	錯乱状態	V4
	不適当な言語	V3
	理解できない声	V2
	発声がみられない	V1
C：運動による最良の応答 best motor response	命令に従う	M6
	痛み刺激の部位に手足をもってくる	M5
	四肢を屈曲する（逃避するような屈曲）	M4
	四肢を屈曲する（四肢が異常屈曲位へ）	M3
	四肢伸展	M2
	まったく動かさない	M1

段と比較する（p.35参照）"ことを意識して対応しましょう。そのためには、家族、ヘルパー、ケアマネージャーなど、普段の状態を把握している人への確認が大切です。

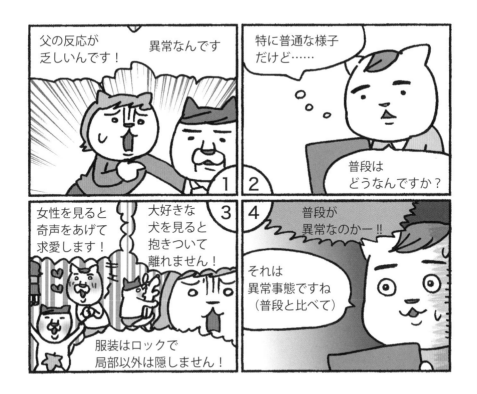

治療可能な認知症とは？

　急性の変化の原因が認知症であることはまずありません。また、慢性の変化であったとしても認知症とは限りません。「認知症かな？」と思ったら、必ず治療可能な認知症様症状を呈する疾患（treatable dementia）（表4）を、まずは考え鑑別するようにしましょう。睡眠導入剤〔ゾルピデム（マイスリー®）、ブロチゾラム（レンドルミン®）〕などの薬剤性、慢性硬膜下血腫、低ナトリウム血症などの電解質異常、うつ病はしばしば出合います。内服歴、外傷歴、うつ傾向（食事が美味しくない、ぐっすり眠れない、趣味すらやる気がしない）などを意識して問診しましょう。

表4　treatable dementia

●電解質異常：高・低Na血症、高・低Ca血症
●高アンモニア血症
●ビタミンB群欠乏：ビタミンB1欠乏、ビタミンB12欠乏
●甲状腺機能低下症
●うつ病
●頭蓋内の器質異常：正常水頭症、慢性硬膜下血腫、脳梗塞、てんかん
●薬剤性　　　　　　　　　　　　　　　　　　　　　　　　など

難聴、視力低下に要注意

　高齢者では、聴力や視力の低下によって周囲との接触機会が減り、その結果認知症と判断されてしまっていることがあります。ただ耳が遠いだけ、目が不自由なだけで認知症と診断されては、患者さんもたまったもんじゃありません。難聴の患者さんでは、耳元で大きな声で喋るのではなく、1mぐらいの間隔で、マスクを外し口の動きを見せて、滑舌よくしゃべることを心掛けましょう。

　高齢者の診察は時間がかかることは仕方がないことです。しかし、それを面倒ととらえ、検査を優先してしまいがちです。"急がば回れ"の精神で、まずはきちんと話を聞いて緊急度・重症度を見極めましょう。

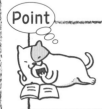

Point

認知症（にんちしょう）？
いやいやそれは
　　　　トリータブル（treatable）

6. 熱がないから 感染症は否定的?!

（80歳、女性、頻尿）

 インフルエンザだらけだね、この時期は。

 毎年多いですね。高熱がでるとつらいですよね。

 39〜40℃の発熱では活気もなくなるよね。ワクチンはちゃんと毎年打たないとね。

 次の患者さんは頻尿ですね。はぁはぁしてますけど熱もないし膀胱炎ですかね?!

 そうね。膀胱炎だろうから、○○フロキサシン出しておしまいだね!

 なぜ膀胱炎と言いきれる?! なぜ○○フロキサシン?!

 ドキ?! 熱ないし、1日1回だから……。

感染症であれば発熱は必須か?!

　発熱を認める場合には感染症を疑う1つの根拠となりますが、認めない場合には否定できるのでしょうか。肺炎、尿路感染症は、39℃以上の発熱を認めるよりも、36℃以下と発熱を認めない場合のほうが重症といわれています。熱を出す元気もないということでしょうか。たしかに発熱は感染症を疑う1つの根拠とはなりますが、ないからといって否定してしまうのは危険であるということは理解しておいてください。

表5　全身性炎症反応症候群（SIRS）

体温	＜36.0℃ または ＞38.0℃
脈拍	＞90回/分
呼吸数	＞20回/分 または $PaCO_2$ ＜32mmHg
白血球	＞12,000/μL、＜4,000/μL または ＞10％桿状核球

上記項目の2項目以上満たせばSIRSと診断
（文献1より引用）

qSOFA（キューソーファ）って知ってる？

　2016年に敗血症の定義が変わったことはご存じでしょうか。今は令和、平成の出来事なんて今や昔のこと、知らんって感じかもしれませんが、結構大切なので理解しておきましょう。変わるには理由があるのです。

　敗血症はそれまでは感染症によって全身性炎症反応症候群（systemic inflammatory response syndrome；SIRS）（表5）を満たすことというのが広く用いられてはいました（実際はちょっと違うのですが、細かいことはあまり重要でないのでこれでOKです）が、それでは以下の2つの問題がありました。

①なんでもかんでも敗血症になってしまう
　その辺走り回れば頻脈になって頻呼吸になるわけですから、すぐにSIRSの基準は満たしてしまう
②SIRSを満たさないが臓器障害を伴う重篤な病態を拾いあげられない
　発熱を認めず、薬剤の影響などで頻脈を認めない場合など、感染症によって臓器障害をきたしている状態にも関わらず、SIRSを満たさないことも少なくない

　以上の理由から、敗血症は"感染による制御不能な宿主反応によって引

き起こされる生命を脅かす臓器障害[1]"と定義が変更されました。注意点としては、今までの敗血症は敗血症・重症敗血症・敗血症性ショックの3段階で分類されていましたが、現在は敗血症・敗血症性ショックの2段階ということです。定義からもわかる通り、敗血症と判断した段階で感染症によって臓器障害をきたしている状態と判断しているわけですから、以前と比較すると敗血症という言葉自体の重みが増したのです（図1）。

　臓器障害をきたしている状態である敗血症を拾いあげるためには、どうすればよいのでしょうか？ 採血で腎機能や肝機能障害を確認するべきでしょうか。それでは発見が遅れてしまいそうですね。ってなことで登場したのがqSOFA（quick Sequential [Sepsis-Related] Organ Failure Assessment Score）（表6）です。これはベッドサイドで敗血症患者を拾いあげるために開発されたもので、3つの項目から構成されます。開発されたといっても、項目は見てもらえばわかるとおりバイタルサインの3つです。「呼吸数はとっても大切！」（p.14参照）で述べた通り、特に大切なバイタルサインである呼吸数と意識が入っていますね。

　高熱を認めれば感染症を第一に考えますが、熱がなくても、呼吸数の上昇や意識障害も感染症の関与を疑うサインです。単独のバイタルサインで

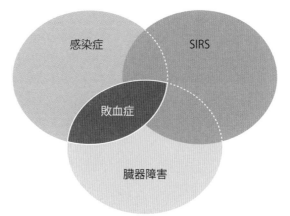

図1　敗血症の新しい定義

表6　qSOFA

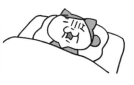

●呼吸数≧22回/分
●意識障害
●収縮期血圧≦100mmHg

（文献2より引用）

はなくSIRS、qSOFAなど総合的な判断が必要なこと、特に重篤な病態である敗血症ではqSOFAの3項目を忘れずに評価することが大切です。器械で測定できるバイタルサイン（血圧、脈拍、体温）よりも、自身で評価する必要がある意識や呼吸数が大切なんです！

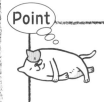

Point

発熱は
必須じゃないよ
敗血症

〈文献〉
1) American College of Chest Physicians/Society of Critical Care Medicine Consensus Conference. definitions for sepsis and organ failure and guidelines for the use of innovative therapies in sepsis. Crit Care Med. 20（6）, 1992, 864-74.
2) Singer, M. et al. The Third International Consensus Definitions for Sepsis and Septic Shock （Sepsis-3）. JAMA. 315（8）, 2016, 801-10.

7. 血圧が低いのに 脈まで遅い?!

(75歳、男性、嘔吐)

 また嘔吐の患者さんかぁ。胃腸炎でしょう。

 ノロやロタですかね? 最近多いですもんね。

 熱もないし、バイタルサインも問題なさそうだから整腸剤出して……。

 嘔気はあるみたいですが、嘔吐は治ったようなので大丈夫そうですよ。

 血圧 100/74mmHg、脈拍 48回/分かぁ。迷走神経反射かなぁ。

 NO!!! すぐに心電図だ!

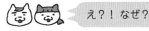 え?! なぜ?

"ショック＋徐脈" を診たら

　ショックの定義は覚えていますか? 忘れた? そんな人は「ショックは血圧で判断するな!」(p.17参照)をまずは読み返しましょう。血圧のみで判断するものではありませんでしたね。ショックの場合には通常心拍数 (脈拍数) はどうなるでしょうか? 頻脈になりますよね。それでは、本症例のように、血圧が低めなのに脈まで遅い場合には何が原因なのでしょうか?

　表7を頭に入れておきましょう。頻度は④薬剤や⑥血管迷走神経反射が多いですが、①～③は早期に対応しなければ致死的であり重要です。

　②、③を疑った場合には心電図をとることに迷いはないと思いますが、

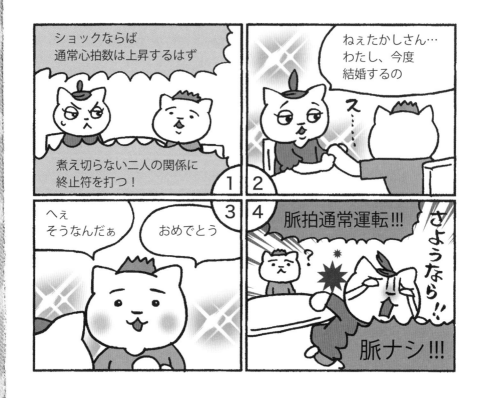

表7　ショック＋徐脈

①高K血症	⑤低体温
②徐脈性不整脈	⑥血管迷走神経反射
③下壁梗塞（右室梗塞）	⑦神経原性ショック
④薬剤（β-blocker など）	⑧副腎不全、粘液水腫クリーゼ　など

①の高K血症も心電図所見が重要です。Kの値以上に心電図変化（テント状T波、P波の消失、wide QRSなど）が治療の適応を規定します。溶血による高K血症はあせりませんが、心電図変化を伴う高K血症は1分1秒を争います。致死的不整脈が起きる可能性がありますからね。

通常のバイタルサインの変化でない場合には危険な疾患が背景に！

　ショックならば通常心拍数は上昇するはずです。それなのに脈が遅い。そんな場合には上記の通り危険な疾患が多く含まれるのです。意識障害で頭蓋内疾患の場合には血圧が高くなるのでしたね。それに対して、意識障害を認める患者さんの血圧が正常ないし低い場合には、"脳卒中もどき"を考えなければなりません（「麻痺があるから頭が原因？！」p.8参照）。これら以外にも、高熱（39℃以上）を認めるのに頻脈を認めない場合には、"比較的徐脈"といって考える病態や疾患があります。危険な疾患を見逃さないために、"通常とは異なるバイタルサイン"を意識するとよいでしょう。

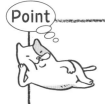

Point

圧（血圧）低く
　　脈まで遅けりゃ
　　　　すぐ電図（心電図）

8. 目は口ほどにものを言う!

（67歳、男性）

 意識障害の患者さんです。お願いします！

 とりあえず頭部CTだね。

 そんなこと言ってるとC先生に怒られますよ。まずは血糖測定でしょ！

 あ、そうね。

 血糖は156mg/dLです。低血糖ではなさそうですね。あ、右共同偏視があります。

 右上下肢の麻痺もありそうだし、急いで頭部CTだ！

 準備するものわかっているね？

 準備するもの……。

瞳孔所見でわかること

　「3、3、ありありです！」救急外来ではこんな感じで瞳孔所見をさらっと確認していることが多いのではないでしょうか。まぁたいていの患者さんの瞳孔は問題ないわけですが、意識障害患者に関しては瞳孔所見は特に重要であり、きちんと評価しなければなりません。

　瞳孔径が左右で1mm以上異なる場合や、対光反射が消失している場合には頭蓋内疾患を示唆するのでしたね（「麻痺があるから頭が原因?!」p.8参照）。それ以外に、以下の2点は意識して目を評価するように癖づけましょう。

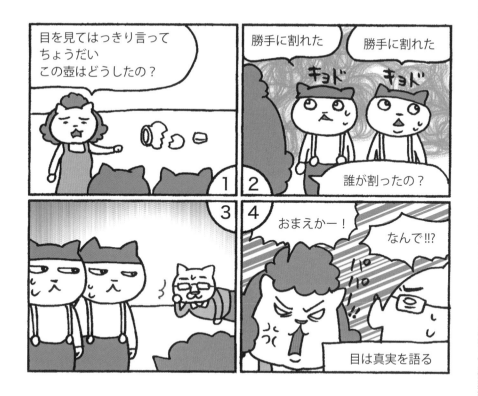

極端な縮瞳を認める（pin-point pupil）

　両目ともに1mm以下の極端な縮瞳を認める場合には、鑑別は絞られます。①脳幹出血、②麻薬などの薬剤、③有機リン中毒をまずは考え対応しましょう。アルコールやベンゾジアゼピン系薬の影響など、実際の鑑別は多岐にわたりますが、pin-point pupilの場合には急を要する状態ととらえ、対応するのがよいでしょう。

　有機リン中毒などの中毒症例は決して頻度は高くありませんが、目をきちんと評価する癖をもっていると、「まさか？！」と気付くことができるものです。

眼位と四肢の運動障害

　テント上（大脳半球病変）の病変では病側をにらむ共同偏視を認めます。それに対してテント下（脳幹部）の病変では健側をにらむ共同偏視を一般的に認めます。また、てんかんでは病巣の神経細胞の過剰な興奮によって、健側をにらむ共同偏視となります。「目は弱っている方を向く」、このようにまずはざっくり覚えておけばOKです※。左大脳半球病変の新規脳梗塞であれば左共同偏視、同部位の陳旧性脳梗塞によるてんかんであれば右共同偏視を認めるのです。右共同偏視＋左上下肢麻痺であれば右の大脳半球病変、左共同偏視＋左上下肢麻痺であればてんかんってことです（混乱してます？　大丈夫ですよね）。

　冒頭の症例では、共同偏視と四肢の運動障害が同側ですから、てんかんの可能性を考えているわけです。そうなると、いつまたけいれんが起こるかわかりません。もしかしたら見た目にはわからないけいれんが持続している可能性すらあります（非けいれん性てんかん重積）。その場合には、呼吸のサポートを要することが多く、バッグバルブマスクやルート確保とともにジアゼパムやロラゼパムなどの薬剤の準備をしつつ場所を移動する必要があるのです。

※例外や、共同偏視の向きは当てにならないのではという意見もありますが、まずは原則を押さえておくと臨床で役立ちます。

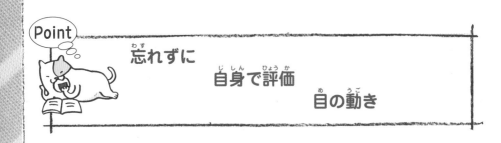

Point
忘れずに
自身で評価
目の動き

9. バイタルサインは必ず普段と比較！

（41歳、女性）

 先生、血圧80mmHg台と低めなので早く対応してください！

 低いね、ショックだね。点滴だ！

 生理食塩水ですね。1ルート、それとも2ルート？

 ショックだから2ルート正中から18Gで！

 点滴必要？

 え？！

重症か否かを見分けるバイタルサイン

みなさん覚えていますか？ 重症患者を見抜くために必ず評価するべきバイタルサインはなんだったでしょうか。もちろん血圧が低いというのも1つの大切な所見ではありますが、それ以上に重要なものがありました（「呼吸数はとっても大切！」p.14参照）。そうです。呼吸数と意識状態です。

普段のバイタルサインは？

自身の血圧は把握していますか？ 普段から80/50mmHg程度の低めの血圧の方もいるのではないでしょうか。私もこう見えて（どう見えて？）、収縮期血圧100〜110mmHg程度です。え？ そんなはずがなく150mmHgは超えているだろうって？ 人を見た目で判断してはいけません。

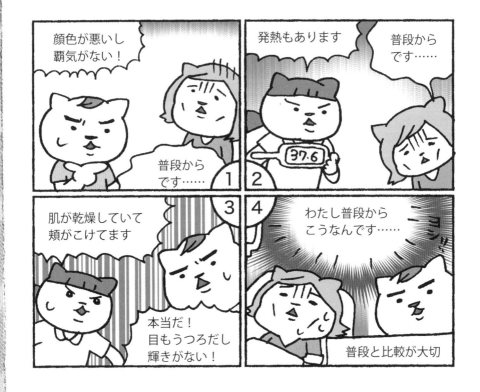

　何が言いたいのか？……とにかく普段と比較し、重症度の判断をしてもらいたいのです。普段から収縮期血圧が80mmHgの方が、受診時に80mmHgであればあせる必要はまずありません。当然、普段180mmHg程度の方が120mmHgであれば、超緊急で対応します。

　血圧以外のバイタルサインも普段と比較し判断する必要があります。高齢者が「私の平熱は35℃台だから37℃は発熱なのよ」というのは、その通りなわけです。

　それに対して、呼吸が普段から速い人、遅い人は通常いません。たいてい10〜20回／分ですよね。意識状態も脳卒中後など特記すべき既往がなければ、清明ないし認知症でJCSは1桁であることがほとんどです。つまり、呼吸が明らかに促迫している、浅い呼吸をしているなどの異常、反応が乏

しいなどの意識障害を認める場合には、あまり個人差なく異常を察知できるのです。要は、血圧や体温、SpO_2などは個人差もあり、数値のみでは正常か異常かを判断することが難しい場合もありますが、呼吸や意識の異常は誰にとっても異常であることが即座に判断可能であり、かつこれが重要なのです。

qSOFAはトリアージに最適？！

　qSOFAの3項目を改めて思い出しましょう。①呼吸数、②意識障害、③収縮期血圧ですね。この順に評価する癖をもつと、救急外来で"まずい"患者さんを早期にキャッチできるようになります。理由は……もうわかりますよね。呼吸数の異常は誰もが異常、意識障害は認知症など普段からの意識と比較してきちんと評価することが重要ではあるものの、多くは意識障害を認める時点で異常、血圧は数値が低ければ高い場合と比較してまずい場合が多いものの個人差が大きいのです。また、血圧や脈拍、体温、SpO_2はモニターに出るため誰もが察知できますが、自身で評価する必要がある呼吸数、意識状態は軽視しがちなのです。

　qSOFAは、該当する項目が多いほど敗血症としての予後は悪いですが、他の病態においても同様のことがいえるでしょう。

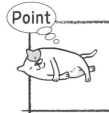

Point

バイタルは
数値（すうち）でなくて
普段（ふだん）と比較（ひかく）

10. バイタルサインは 普段のADLで確認！

（80歳、女性）

 先生、来院時はSpO$_2$ 91％と低かったのですが、今は大丈夫なので帰宅でよさそうですね。

 そうだね。96％あれば問題ないね。症状も問題ないでしょ？

 はい。呼吸数も落ち着き、息苦しさもないようです。

 レントゲンも異常ないし、帰宅で。点滴も抜針してください。

 NO！ 付き添い歩行して問題ないかを確認しなさい！

 え？！ 早く帰したいのに……。

疑似帰宅体験を！

　呼吸困難を主訴に来院した患者さんが、来院時には症状とともに酸素化の低下や頻呼吸を認めていたものの、時間経過とともに酸素化の改善を認めることがあります。窒息などであればよくある経過ですが、窒息でないにも関わらずこのような経過となる理由はなんでしょうか？

　イメージしてください。あなたの目の前に、呼吸困難を訴えて高齢者が受診しました。頻呼吸、軽度の酸素化の低下を認めます。酸素を開始し、原因精査のため、Hi-Phy-Viを評価しつつ、必要な検査をオーダーしていきます。すると1時間後には酸素を終了しても、頻呼吸なく、SpO$_2$も96％（室内気）となりました。自然に良くなったのでしょうか？

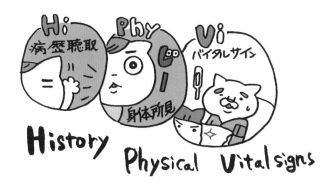

History　Physical　Vital signs

　高齢者の呼吸困難の原因といえば、肺炎、心不全、COPD急性増悪、肺血栓塞栓症などが代表的です。上記のような経過をたどることはこれらの疾患が軽症のときには十分ありえます。なぜでしょうか？

　あたりまえですが、救急外来など初療を行っている際、患者さんはストレッチャーや車椅子で過ごしています。つまり安静にしているわけです。帰宅可能と判断するためには、自宅や施設におけるADLで評価し、それでも症状やバイタルサインの再燃がないかを評価する必要があります。労作時に頻呼吸や頻脈となる、酸素化が下がるようであれば、前述した4つの疾患をはじめ精査を継続する必要があります。

　呼吸困難や動悸など肺や心臓が原因の可能性が否定できない場合には、バイタルサインを安静時だけでなく労作時にとる癖をつけておくと、入院適応を適切に拾いあげることができます。点滴を抜く前に、付き添いで歩行し、評価しましょう。

　冒頭の患者さんは、歩いてもらうと呼吸数が増加し、SpO_2の低下を認めました。肺血栓塞栓症を疑い造影CTを施行し、診断に至りました。

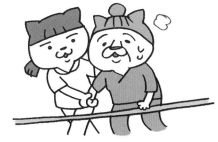

坐位よりも端坐位で

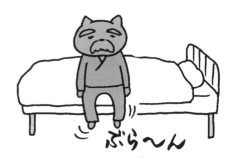

　失神患者など起立性低血圧の評価をする際に、Schellong試験やhead up tilt table試験というものがあります。ベッドサイドでは、Schellong試験や簡易tilt試験を行うわけですが、どちらにしても可能であれば起立位にして評価する必要があります。ところが、高齢者など立位が難しい場合も少なくありません。その際、ストレッチャー上で坐位にするよりも、端坐位として、脚をぶらっと下ろし評価した方がより立位に近い段階での評価が可能となります。より日常生活に近い状態での評価を！

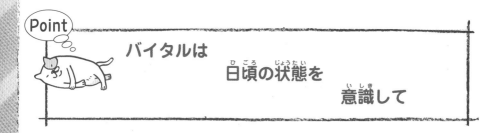

Point　バイタルは　日頃の状態を　意識して

11. 薬剤の影響を忘れずに!

（70歳、女性）

 先生、失神を起こした方が、黒色便を認めているのですが診てもらえますか？

 血圧120/72mmHg、脈拍76回/分ね。バイタルサインは落ち着いているから、急がなくても大丈夫そうだし、ちょっと待っててもらって。

 わかりました。そうですね。ショックインデックスも問題ないですしね。

 NO！ すぐにルート確保して！

 え？！

バイタルサインに影響を及ぼす薬：くすりもりすく

　みなさん、年齢とともに増えるのはなんでしょうか？ 顔のしわや白髪の数、ぽっこりお腹の脂肪やため息……、たくさんありますが、救急外来では常に意識しておく必要があるのが薬剤です。高齢者の50％はポリファーマシーの状態、すなわち5種類以上の内服薬を常時内服しているといわれています。内服薬がバイタルサインへ影響することも少なくなく、ERでは、解熱鎮痛薬（カロナール®、ロキソニン®など）やステロイドの影響で発熱を認めない、β遮断薬（メインテート®、アーチスト®）やカルシウム拮抗薬（ワソラン®など）などによって脈が上がらない、などは代表的です。

　そのほか、ドネペジル（アリセプト®）やジスチグミン（ウブレチド®）

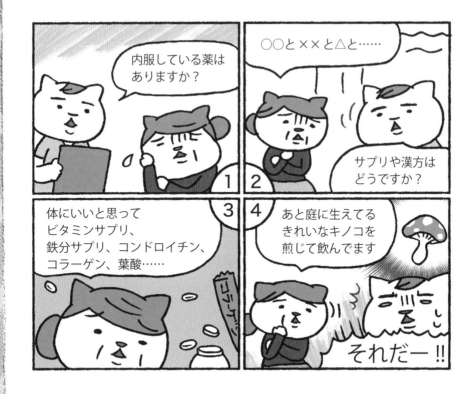

もコリンエステラーゼ阻害薬であり徐脈の原因となります。高齢者で内服している可能性が高い薬剤ですので、前述した薬剤とともに意識しておくとよいでしょう。

　意識障害や認知症などでは、薬の情報が得られないことがありますが、最低限、バイタルサインに影響する薬を内服していないかは早期に確認するようにしましょう。

薬は処方薬以外も必ず確認！

　内服薬を確認するためにはどうすればよいでしょうか？「薬手帳を確認します！（あたりまえでしょ）」という声が聞こえてきそうですが、それはあたりまえ。それでは不十分なのです。みなさん、頭が痛くなったらどう

しますか？ 市販薬を買ったり、友人からもらったり、さらには昔もらった
薬を内服したりしませんか？ そうなんです。患者さんもそのように医師か
ら今現在処方されているもの以外の薬を内服している可能性があるのです。

　また、「サプリメントや漢方は身体に良いものである」と考えている方も
多いものです。内服薬のみを聞きだそうとすると、患者さんは処方薬以外
のことを教えてくれません。これらも思わぬ副作用やバイタルサインへの
影響を引き起こす場合もあります。必ず確認するようにしましょう。

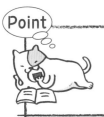

Point

内服薬

処方薬以外も

必ずチェック

Column

ショックの4分類：特徴をイメージでつかもう！

①循環血液量減少性ショック

　出血など血管内の容量が減少してしまい、ショックに至ったものです。これはわかりやすいですよね。救急外来では、胃潰瘍、食道静脈瘤破裂、憩室出血などの消化管出血、胃がん、大腸がんなどの悪性腫瘍からの出血、異所性妊娠や腹部大動脈瘤破裂、肝損傷・脾損傷などの外傷による腹腔内出血が代表的です。分娩後の女性であれば弛緩出血も含まれます。

　浮き輪を空気入れを使って膨らませているところをイメージしてください。このパターンのショックでは、一生懸命空気を押し込んでいるのに、大きな穴があいていてジャカジャカ空気が漏れてしまう状態、または空気をまったく送り込んでいない状態です。当然浮き輪は膨らみませんよね。

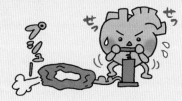

②心原性ショック

　心臓のポンプ機能が低下して、十分な血液が駆出できなくなった状態です。心筋梗塞や心筋炎などが代表的です。

　浮き輪の例では、空気入れをほとんど押していない（押せない）状態です。ポンプが押せないので空気もなかなか入りません。

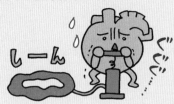

③閉塞性ショック

　出血もなく、心臓の動きも問題ないけれども、うまく心臓から駆出できない状態です。つまり、周りから圧迫されて（閉塞されて）うまくポンプが働かない状態と考えておけばOKです。緊張性気胸、肺血栓塞栓症、心タンポナーデなどが含まれます。

　浮き輪の例でいうと、空気を入れようとしている浮き輪を周りからぐっと抑えている状態と思ってください。きちんと押している、浮き輪に穴もあいていないけれども、なかなか空気が入りづらいというイメージです。

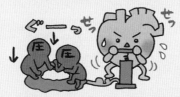

④血液分布異常性ショック

　上記3つに該当しないものです。出血もしておらず、心臓の動きも、駆出する量も問題なし、そんなショックです。血管の透過性が亢進するもので、血液がじわりじわりと漏れていくイメージです。

　浮き輪の例でいえば、浮き輪にプスプスと小さな穴が多数あいている感じです。空気を入れてもどんどん漏れていく。入れ続ければある程度膨らむけれども、手を休むと凹んでいくのです。わかりますよね？

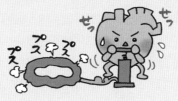

12. 血圧は脈圧にも注目を！

（80歳、女性、ショック）

 先生、敗血症疑いで紹介の患者さん来ましたよ。

 qSOFA満たしているし、培養パッととって抗菌薬いきましょう。

 血圧が90/74mmHgと低いので、十分な輸液も必要ですよね？

 そうだね、血圧（収縮期）90mmHgと低めだし、2ルート確保して投与しましょう。

 心電図、エコーをやるのだ！

 あ、FASTですね（はいはい）。心電図？（なんで？）

 血圧を収縮期血圧しかみていないなんて、あまい！！！

 あとどこみるの？？？

ショックは4つに分類

　ショックには、出血によるショック、心機能が低下したショック、敗血症によるショック、アナフィラキシーによるショック……いろいろあるわけですが、4つにしか分かれません。3つでもなく5つでもなく表8の通り4つです。これを理解しましょう。わかりやすいものから順に説明していきます。

表8　ショックの4分類

血液分布異常性ショック distributive shock	敗血症性ショック、アナフィラキシーショックなど
循環血液量減少性ショック hypovolemic shock	消化管出血、腹腔内出血、脱水、熱傷など
心原性ショック cardiogenic shock	心筋梗塞、心筋症など
閉塞性ショック obstructive shock	肺血栓栓塞症、緊張性気胸、心タンポナーデなど

ショックをいかにして分類するか

　ショックは4つに分類されるのでした。どれに該当するかを鑑別しなければ適切な対応はできません。病歴はもちろん大切ですが、救急の現場では、診るべきポイントを絞り瞬時に判断する必要があります。明らかに吐血している、下血・血便を認める、などであれば話は簡単ですが、そうでない場合、どこに注目すればよいのでしょうか。

頸に注目！

　心機能が低下している心原性ショック、または動きは問題ないものの駆出できない閉塞性ショックは、心臓が正常に機能していないため、右心不全所見を認めます。つまり、頸静脈怒張を認めるわけです。

　それに対して、循環血液量減少性ショックや血液分布異常性ショックは、心臓の機能は問題ないものの、血管内のボリュームが低下します。頸静脈は当然虚脱します。頸を診れば、4つから2つにしぼることができます。

四肢に注目！

　ショックの状態であれば、身体は大事な組織への血流を維持しようとし、それによって皮膚への血流は乏しくなります。そうなると四肢は冷たく、膝などにはリベドと呼ばれる網状皮斑が認められるのが典型的です。

唯一敗血症性ショックに代表される血液分布異常性ショックの場合には、心拍出量が亢進し、末梢血管抵抗が低下するため、初期には四肢は温かくなります（warm shockと呼ばれます）。ショックの患者さんの四肢を触り、温かかったら積極的に疑いましょう。

脈圧に注目！

　ショックの際、誰もが血圧には注目すると思いますが、平均血圧、脈圧にも注目する癖を持ちましょう。臓器灌流を既定しているのは平均血圧であり、収縮期血圧が保たれていても、脈圧が開大している場合には、うまく全身へ血液が回りません。敗血症性ショックの際の血圧の基準値も平均動脈圧65mmHgであるのはそのためです。

　脈圧が低下している場合にはどのような状態が考えられるでしょうか。心拍出量が低下すると、一般に収縮期血圧が低下、拡張期血圧が相対的に上昇し、脈圧は小さくなります。特に、拡張期血圧が収縮期血圧の75％以上の場合（100/80mmHgや150/130mmHgなど）には、心拍出量低下が示唆されます[1]。

　冒頭の症例は、脈圧の低下を認め、敗血症と思いきや心筋梗塞に伴う心原性ショックだったのです。

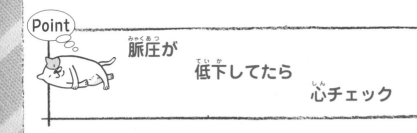

Point
脈圧が
低下してたら
心チェック

〈文献〉
1）　Stevenson, LW. et al. The limited reliability of physical signs for estimating hemodynamics in chronic heart failure. JAMA. 261（6）, 1989, 884-8.

第2章

病歴聴取編

1.時間軸を意識して聴取を！

（35歳、男性）

 先生、また嘔吐、腹痛の患者さんです。よろしくお願いします！

 また？ 多いね、今日は。流行っているからまた胃腸炎だろうね。

 そうですよね。制吐剤処方で帰宅でしょうかね。重症感ありませんし。

 NO！ 症状の順番をきちんと確認しなさい！

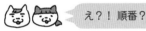 え？！ 順番？

胃腸炎だと思ったら……

　胃腸炎はあらゆる疾患の誤診例として有名です。胃腸炎だと思ったら虫垂炎だった、胃腸炎だと思ったら急性膵炎だった、胃腸炎だと思ったら妊娠関連疾患だった、胃腸炎だと思ったら急性心筋梗塞だった……。

　胃腸炎は非常に頻度の高い疾患であるため、非典型例も存在しますが、「胃腸炎と診断するために満たすべき3つの条件」（**表1**）をまずは理解し、合致しない場合には慎重に対応するように心掛けましょう[1]。

嘔吐が先か、腹痛が先か、それが問題だ！

　虫垂炎の一般的な経過は**表2**の通りです。右下腹部痛を主訴に来院した患者さんに対しては虫垂炎を必ず鑑別に挙げますが、①心窩部・臍周囲痛では消化性潰瘍、②嘔気・嘔吐を伴うと胃腸炎と誤診されやすいのが実状

表1　胃腸炎と診断するために満たすべき3つの条件

①嘔気/嘔吐、腹痛、下痢の3症状がそろっている
②3症状が上から順である
③食事摂取と症状出現の時間経過が矛盾しない

表2　虫垂炎の症状の出現順

①心窩部・臍周囲痛
②嘔気・嘔吐、食欲低下
③右下腹部痛
④発熱
⑤白血球増加

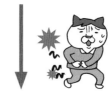

です。胃腸炎は嘔気・嘔吐を認め、その後、腹痛を認めることが一般的であるため、これさえ理解しておけばこのようなエラーは起こしえません。嘔吐が先か、腹痛が先か、たったこれだけですが、非常に大切な点であるため、常に意識しましょう。

　虫垂炎以外にも、腸閉塞や胆管炎、腹部大動脈瘤切迫破裂など見逃すと重篤になりうる疾患も胃腸炎と誤診されることが少なくなく、これらも腹痛→嘔気・嘔吐という経過に違和感をもつことができれば、少なくとも胃腸炎と誤った対応をすることは激減するでしょう。

食事摂取と症状出現までの時間をチェック

　食事を摂って嘔気・嘔吐などの症状が出現するまでの時間は必ず確認しましょう。症状の発現時間として最も早い代表的な菌は黄色ブドウ球菌（おにぎりなど）ですが、早くても30分以上、通常は数時間のタイムラグがあります（表3）。食べている最中に、または食後すぐに嘔気・嘔吐などの消化器症状を認めた場合には、胃腸炎らしくはありません。

　突然ですが、みなさん和歌山のカレー事件をご存じでしょうか。夏祭りに参加していた67名が、提供されたカレーを食べたところ、嘔気・嘔吐、腹痛などを認め、救急搬送となりました。当初はカレーの食中毒が考えら

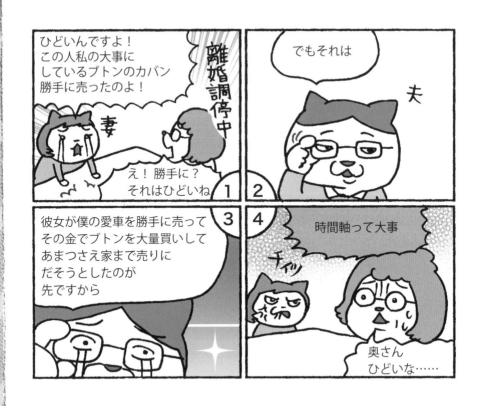

表3　微生物と潜伏期間：胃腸炎

微生物	平均潜伏期間	嘔気/嘔吐
黄色ブドウ球菌	0.5〜6時間	あり
ノロウイルス	10〜50時間	あり
サルモネラ	12〜36時間	あり
赤痢	1〜3日	あり
カンピロバクター	2〜5日	あり

れましたが、全員が食後30分以内の症状の出現であり、精査したところヒ素が検出されたのです。ニラとスイセンを間違えるなどの自然毒も毎年ニュースとなりますが、その場合にも胃腸炎にしては症状の出現が早いというところに違和感をもつことができれば中毒の可能性を考え対応できる

ことが多いでしょう。

　胃腸炎？！と思ったら、まずは3つの条件を満たしているか否か確認してみましょう。

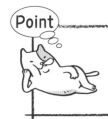

Point

食べてすぐ
症状出たら
中毒だ

〈文献〉
1）　坂本壮. それって本当に胃腸炎？！見逃せない救急・見逃さない救急. プライマリ・ケア. 13, 2019, 17-21.

Column

たった18秒？！

　患者さんに問診する際、まず聞く台詞に「今日はどうされましたか？」というのがありますよね。みなさんは、この問いかけをしてどのぐらい患者さんの答えを待ち、聞き続けることができるでしょうか？ 30秒？ 本当ですか？ 意外と30秒は長いものです。実際に、患者さんが話をさえぎられずに話すことができた時間は、たった18秒というデータがあります[1]。患者さんが伝えたいことを伝えるためには最低でも1分は必要です。忙しい救急外来だからこそ、患者さんの訴えにきちんと耳を傾けるようにしましょう。病歴聴取がkeyとなることは非常に多く、ここで耐えることが、実は診断への近道、"急がば回れ"なのです。

文献
1）　Beckman, HB. et al. The effect of physician behavior on the collection of data. Ann Intern Med. 101（5）, 1984, 692-6.

2.発症時間を突き止めよ！

（77歳、男性）

 先生、意識障害の患者さんです。右上下肢の麻痺もありそうです。

 脳梗塞かな。rt-PAの可能性もあるから、すぐにCT！

 奥さんの話だと、朝、起こしに行ったときから症状あるようですよ。

 あ、そうなの。なら適応ないか。

 NO！ きちんと発症時間を確認しなさい！ この患者さんは適応だ！

 え？！ 最終未発症時刻は就寝前では……。

発見時間ではなく発症時間！

　片麻痺や構音障害（呂律が回らない）を認める患者さんでは、誰もが脳卒中を疑い対応することでしょう。バイタルサインに注目し、"脳卒中らしさ"を意識した対応をする必要がありますが（「麻痺があるから頭が原因?!」p.8参照）、それと同時に正確な発症時間を突き止める必要があります。なぜだがわかりますか？

　脳卒中には、脳梗塞、脳出血、くも膜下出血が含まれ、わが国においては脳梗塞が圧倒的に多く、全体の75％以上を占めます。そして、脳梗塞には血栓溶解法や回収療法といった、時間の制約のある治療が存在し、特に血栓溶解療法は発症から4.5時間以内と、意識して対応しなければ機会を逃しかねないのです。発見時間からでないことがポイントです。今回の症

例のように、起床時から症状が存在する場合には、起床時はあくまで発見時間であって発症時間とは限りません。就寝前は普段通りで麻痺も認めなかった患者さんが、起床時には麻痺が存在していた場合、例えば22時に就寝し6時に起こした時点で症状を認めた場合には、8時間経過しており血栓溶解療法の適応はありません。それではなぜ本症例は適応があったのでしょうか？

トイレ、新聞に注目！

脳梗塞患者の多くは高齢者です。年齢や基礎疾患にもよりますが、高齢者は夜間に1、2回は排尿のためにトイレに行きます。22時に就寝、2時と4時半頃にトイレに……といった具合です。4時半頃にトイレに行ったのを、眠たい目をこすりながらも奥さんが確認していたとしたらどうでしょうか。その際は症状なく普段通り歩いていたとしたら……。

"寝て起きたときには脳梗塞が起こっていた症例は血栓溶解療法の適応なし"と瞬時に判断するのは早すぎるのです。普段の生活を意識し、発症時間を突き止める努力を怠ってはいけません。

トイレ以外に高齢者では毎朝新聞を読むことを習慣としている人も多いものです（最近の若者は新聞ではなくネット記事、または新聞であってもデジタル版を読んでいることも多いとは思いますが、まだまだわが国では新聞の販売部数は世界トップクラスです）。朝刊が取り込まれていたとしたら、そして普段から5時から5時半の間に新聞を読むのが習慣なのだとしたら、おそらく発症は5時以降ですよね。

「夜間にトイレに行きませんでしたか？」「新聞は取り込まれていませんでしたか？」など、日々の生活の中で時間が推定できる事項を確認し、発症時間を割り出すので

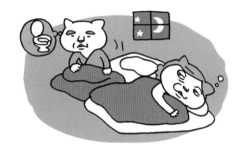

す。着替えていたら、おそらくそのときには麻痺は認めませんよね？！

　最近は、起床時から症状を認める脳梗塞（wake-up strokeと呼びます）など、発症時刻が不明な場合には、たとえ病歴がはっきりしなくても、MRIの画像から発症時間を推定し、治療選択を行うこともあります[1]。脳卒中治療ガイドラインにも以下の記載が2019年10月に追記されています[2]。

発症時刻が不明な時、頭部MRI拡散強調画像の虚血性変化がFLAIR画像で明瞭でない場合には発症4.5時間以内の可能性が高い。このような症例にアルテプラーゼ静注療法を行うことを考慮しても良い（グレードC1）。

　脳梗塞に対する血栓溶解療法は、確立した素晴らしい治療法です。この選択肢を安易になくさないために、正確な発症時間を突き止めましょう！

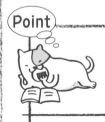

Point

脳梗塞（のうこうそく）

発症時間（はっしょうじかん）を

明確（めいかく）に

〈文献〉

1）Thomalla, G. et al. MRI-Guided Thrombolysis for Stroke with Unknown Time of Onset. N Engl J Med. 379, 2018, 611-22.
2）日本脳卒中学会 脳卒中ガイドライン［追補2019］委員会編. 脳卒中治療ガイドライン2015［追補2019］.

3. 突然発症には要注意！

（70歳、男性）

 先生、腹痛の患者さんです。痛みで目が覚めたみたいです。

 4時半だよ、今……。もう少し待ったら外来始まるのに……、どうせ尿管結石でしょ。

 尿管結石ってこの時間に多いですよね。今、少し痛みは落ち着いたみたいです。

 とりあえず石だろうから単純CT撮影して、結果でたら呼んで！

 NO！ NGだらけだ！ とっととエコーやりなさい！

 エコー？ 苦手で……。

今の痛みよりも発症様式を意識せよ！

　痛みを訴える患者さんはERには多数来院します。頭痛、胸痛、腹痛、腰痛など、疼痛患者を診ない日はありません。痛みの問診はOPQRST（表4）[1]が有名ですが、その中でもERでは特にOnset（発症様式）、そしてTime course（時間経過）に注目する癖をもつようにしましょう。

痛みが出たときに何をしていましたか？

　発症様式がどのような場合に注意が必要でしょうか。急性発症か慢性発症か、どちらが急を要するのかは一目瞭然ですね。当然、急性の変化に注意する必要があります。前々から痛かった腰痛よりも、急に痛くなった腰

表4　痛みの問診：OPQRSTの症状聴取

O (onset)	発症様式
P (palliative/provocative)	増悪・寛解因子
Q (quality/quantity)	症状の性質・ひどさ
R (region/radiation)	場所・放散の有無
S (associated symptom)	随伴症状
T (time course)	時間経過

（文献1より引用）

表5　突然発症の原因：TROP

Tear/Torsion	裂ける／ねじれる
Rupture	破ける
Obstruction	閉塞する
Perforation/Penetration	穴があく／貫く

痛は危険ですよね。さらに、急性の中から突然発症の患者さんを確実に拾いあげることを常に意識してください。

　そこで冒頭の問診です。突然発症か否かは、「痛みが出たときに何をしていましたか？」（＊）と問診するようにしましょう。「突然始まりましたか？」では正確な発症様式を把握することが難しいことが多く、突然と言われれば突然、急にと言われれば急に、と返答があることでしょう。（＊）のように問診し、「ラグビーワールドカップで松島選手がトライしたときに」や「ラグビーワールドカップで姫野選手がジャッカルしたときに」と返答があれば、間違いなく突然発症でしょう（ラグビー好きということもついでにわかりますね（笑）。

突然発症の疼痛疾患は恐い疾患ばかり！

　突然発症の原因としてTROP（表5）の病態は意識しましょう。頭痛であればくも膜下出血、胸痛であれば急性心筋梗塞、急性大動脈解離、肺血栓塞栓症、気胸、腹痛であれば大動脈瘤切迫破裂、消化管穿孔、卵巣茎捻

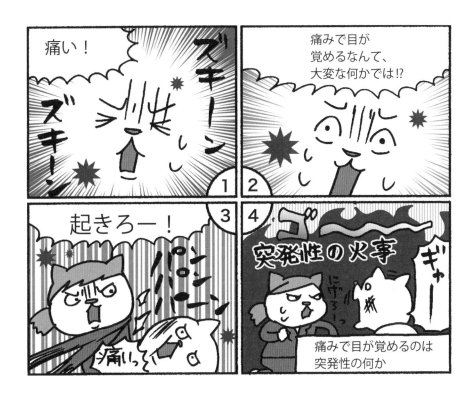

転などの虚血、それ以外に頸部痛であれば脊髄硬膜外血腫など、とにかく突然発症の疼痛疾患は急を要する重篤な疾患が潜んでいることを常に意識してください。

　たとえ今は痛みの訴えが大したことなくても、突然それなりの痛みがあった場合には慎重に対応するのが賢明です。大動脈解離や大動脈瘤切迫破裂は発症時（裂けているとき）には痛みが強くても、来院時には裂け止まっているがゆえに痛みが軽減していることが珍しくありません。来院時の重症感のなさから判断を誤ることがないように、突然発症という発症様式を意識しましょう！

"痛みで目が覚めた！"は要注意！

　みなさん、就寝中に痛みで目が覚めたことがあるでしょうか。通常ありませんよね。高齢者は夜間に1～2回起きていますが、それはトイレに行くためです。目が覚めてしまうほどの痛みというと強い痛みですよね。そして目が覚めるということは突然発症ですよね。

　夜間の救急受診の場合にはこれらを意識して、「痛みで目が覚めたのですか？」とぜひ聞いてみてください。トイレのために起きた際に痛みを自覚したのか、そうではなく、痛みで目が覚めてしまったのかは重症度が異なるでしょう。

　冒頭の症例は大動脈瘤切迫破裂でした。高齢の男性が尿路結石様の症状で来院した場合には除外が必須の疾患です。特に喫煙者で高血圧を認める場合には積極的に疑い対応する必要があります。エコーをあて、切迫破裂を疑う所見がないか、尿路結石を疑う水腎症所見がないかは必ず確認するようにしましょう。

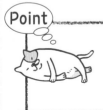

Point

目が覚めた
痛みが原因
さぁ大変！

〈文献〉
1） Lawrence, MT. et al. The patient history：an evidence-based approach to differential diagnosis. McGaw-Hill Medical, 2012.

4. 失神を
あなどるなかれ!

（80歳、女性）

 先生、"しっしん"の患者さんです。お願いします。

 湿疹かぁ。苦手なんだよな。皮疹ってよくわからない……。

 そっちの"しっしん"でなくて、意識消失の失神です! シンコープ!

 あ、そっちね。そうしたらとりあえず心電図をとりましょう。問題なかったら帰宅可能だと思うので!

 NO! またまたNGだらけだ! シンコープってなんだ、シンコピー（syncope）だ!!!

 読み方すらわかっていないなんて……（恥）。

失神とは？

　失神には満たすべき3つの条件があります。①瞬間的な意識消失発作、②姿勢保持筋緊張の消失、③発作後意識はほぼ正常、これらを満たすものを失神と呼びます。意識消失、一過性脳虚血発作、一過性全健忘、けいれん、てんかんなど、さまざまな言葉がありますが、どれも似て非なるものであり、それぞれ原因が異なるため、正確に理解しておく必要があります。簡単にいえば、脳の血流が一時的に低下し、それによって立っていられなくなり気を失い倒れてしまう、倒れると脳の血流は戻りやすくなるため速やかに意識が戻る、こんな感じです。

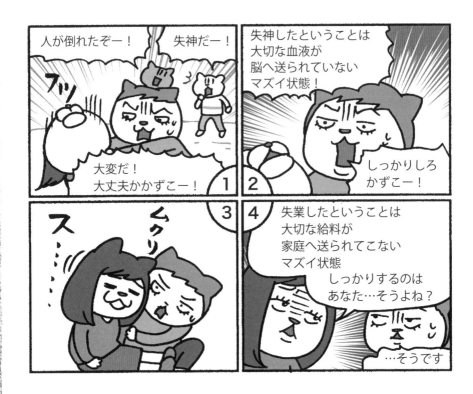

　6〜8秒の脳血流の途絶、または、脳の血流が35％程度低下すると失神するといわれています。失神したということは、大切な脳へ血液が送られていない状態であるため"マズイ状態"であることを認識してください。それも"瞬間的な意識消失発作"であり突然発症なのです。前項で取り上げた突然発症しうる病気の数々は、どれも失神を主訴に来院することがあるのです。くも膜下出血、大動脈解離、肺血栓塞栓症、腹部大動脈瘤切迫破裂など、どれも失神で来院したときに想起すべき疾患であり、意識しなければ診断が遅れ大変なことになってしまうので要注意です。鑑別に挙がっていれば、発症時に痛みがなかったかなど、攻める問診で診断はぐっと近づきます。

失神は病歴が最重要！

　失神患者において必須で最も大切な検査は心電図ですが、来院時の1回の心電図で原因が同定できる患者さんは5％程度です。大切なのはいつでもHi-Phy-Vi（病歴聴取、身体所見、バイタルサイン）であり、失神患者においては特に病歴聴取、身体所見が極めて大切です。失神が起こった状況を患者さん、さらには目撃した家族や友人、救急搬送症例では救急隊から時間経過も含め確認することが診断に大きく影響します。

　限られた時間の中で判断しなければならないERの場では、原因が特定できないことも少なくありません。しかし、病歴、身体診察で約半数の原因は同定できるといわれています[1]。多くの検査がERでも施行できるようになりましたが、失神診療においては不整脈など、その場で現行犯逮捕しなければ見つからない原因もあり、らしい所見、特に"病歴"を意識して聴取する必要があるのです。

見逃し厳禁、心血管性失神とは？

　失神は大きく、①心血管性失神、②起立性低血圧、③反射性失神の3つに分類されます（表6）[2]。ERで失神を主訴に来院し、ここに含まれないものの代表がくも膜下出血です。一般的に失神の原因として頭蓋内疾患をまず第一に考えるものではありませんが、くも膜下出血は例外として必ず鑑別に挙げるようにしましょう。そのような意図から、心原性失神と一般的にいわれますが、くも膜下出血を含め見逃し厳禁な失神として心血管性失神とこの本では示している点に注意してください。

　心血管性失神として、HEARTS（表7）を頭に叩き込んでください[3]。これらの疾患は失神患者では必ず意識し疑って、病歴、身体所見をとるべきです。疑わなければ、発症時の痛みの有無（くも膜下出血、大動脈解離）や、下肢の左右差（肺血栓塞栓症、深部静脈血栓症）を確認し忘れてしまいます。

表6　失神の分類

分　類		鑑別疾患
心原性（心血管性）失神	不整脈	徐脈／頻脈性不整脈、薬剤性不整脈
	器質的心疾患	大動脈弁狭窄症、閉塞性肥大型心筋症、大動脈解離、肺血栓塞栓症　など
	その他	くも膜下出血、腹部大動脈瘤切迫破裂　など
起立性低血圧	一次性自律神経障害	自律神経障害、パーキンソン病　など
	二次性自律神経障害	糖尿病、尿毒症、アルコール性　など
	薬剤性起立性低血圧	アルコール、降圧薬、利尿薬　など
	循環血液量低下	出血、下痢、嘔吐　など
反射性失神	血管迷走神経反射	精神的ストレス（恐怖、疼痛　など）
	状況失神	排尿、排便、咳嗽、食後
	頸動脈洞症候群	ひげ剃り、きつめの襟元　など

（文献2より一部改変）

表7　心血管性失神：HEARTS

H	Heart attack（AMI）	急性心筋梗塞
E	Embolism（Pulmonary thromboEmbolism）	肺血栓塞栓症
A	Aortic dissection Abdominal Aortic Aneurysm Aortic stenosis	大動脈解離 大動脈瘤切迫破裂 大動脈弁狭窄症
R	Rhythm disturbance	不整脈
T	Tachycardia（VT）	心室頻拍
S	Subarachnoid hemorrhage	くも膜下出血

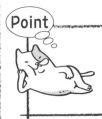

Point

失神は

危険なサイン

あなどるな

〈文献〉

1) Linzer, M. et al. Diagnosign syncope. Part 1：Value of history, physical examination, and electrocardiography：Clinical Efficacy Assessment Project of the American College of Physicians. Ann Intern Med. 1997, 126, 989-96.

2) Moya, A. et al. Guidelines for the diagnosis and management of syncope (version 2009). Eur Heart J. 30, 2009, 2631-71.

3) 坂本壮. 救急外来ただいま診断中. 東京, 中外医学社, 2015.

5. めまいはいろいろ!

（82歳、女性）

 先生、起床時からの回転性めまいの患者さんです。

 中枢性めまいでなくて末梢性らしいですね。その発症様式であれば、BPPV[※1]の可能性が高いですね!

 PPAP[※2]?! 先生、古いですね!

 聞き間違いもいいとこ! BPPVは末梢性めまいで最も多くて、それを治すためには、エプリー（Epley）法で……。

 PPAPでもBPPVでもない! 中枢性か末梢性かで語っている場合ではない!

 え? めまいってそうやって分類するんじゃ（学生のときにそうやって習ったのに）……。

※1：Benign Paroxysmal Positional Vertigo
※2：Pen Pineapple Apple Pen（ピコ太郎）

めまいの訴えはあてにならない!

　みなさんこんな経験はありませんか?「どのようなめまいですか?」「ぐるぐるしますか? ぐらぐらしますか?」と患者さんに確認し、ぐるぐるすると返答があったため"回転性めまい"として末梢性めまいを積極的に疑い鑑別しようとしていたところ、後から来た上級医が確認すると、「立ち上がったときにくらっとくるようなめまいで……」と性状が大きく異なることが……。

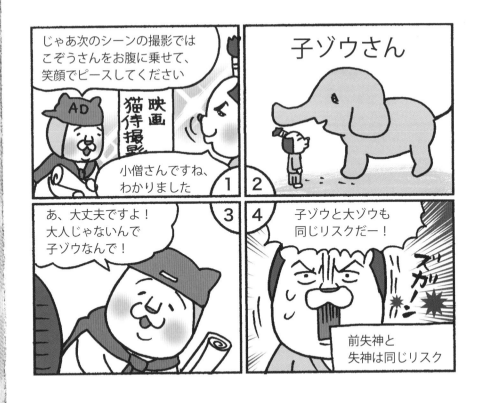

　めまいの性状は1回目と2回目の問診で50％以上の患者さんで変わると
いわれています[1]。繰り返し症状を認めている人ならともかく、はじめて
のめまい症状を正確に表現するというのは難しいものです。そのため、私
はめまいという言葉を使わないで表現してもらっています[2]。「歩こうと
思ったらふらふらして」「食後に椅子から立ち上がったら血の気が引くよう
な感じがして」「朝寝返りをした際に視界がぐらっとして」などなど、これ
らはどれも患者さんが問診票には"めまい"と書いたものを、改めて表現
してもらったものです。歩きづらいことをめまいと表現する人もいれば、
起立性低血圧様の症状をめまいと表現する人もいます。さらには、眠剤な
どの影響でフワフワする、視界がぼやけることをめまいと表現する人もい
るのです。

前失神を見逃すな！

　めまいは、前述の通りさまざまな症状を含みますが、学生時代に習う中枢性めまいと末梢性めまいに分けるだけでは不十分であることをまずは理解しましょう。

　中枢性めまいの代表は後方循環系脳卒中であり、その大半は脳梗塞です[3]。末梢性めまいの代表はBPPV、前庭神経炎、Meniere（メニエール）病です。そのほか、起立性低血圧に代表される失神や前失神（presyncope、near syncope）を必ず鑑別に挙げるようにしましょう。失神が危険なサインであることは別項で取り上げました（「失神をあなどるなかれ！」p.61参照）。前失神というのは、読んで字のごとく、失神の一歩手前の状態です。完全に意識は失ってはいないものの、失いそうになった状態です。みなさんの中でも、長らく湯船につかった後や、急に立ち上がった後などに、くらっと倒れそうになった経験がある人も多いでしょう。あれが前失神です。立ちくらみを"めまい"と表現した経験はみなさんもあるのではないでしょうか？！

　失神と前失神はリスクは同程度と報告されており、完全に意識を失っていないから大丈夫、と考えるのはNGです。前失神の場合も、失神の分類（表6、p.64参照）、特に心血管性失神、出血病変などによる起立性低血圧は確実に拾いあげなければなりません。

脳卒中を見逃すな！

　前失神とともに中枢性めまいは必ず除外する必要があります。めまいの患者さんのうち、救急外来でも耳鼻科外来でも数％は、脳梗塞に代表される中枢性めまいが含まれます。表8に含まれるような症状を伴っている場合には、注意しなければなりません。患者さんは最もつらい症状を主訴に来院するため、たとえしゃべりづらくても、手が使いづらくても、それよりも"めまいがして気持ち悪い"ということをメインに訴えかねないので

表8　中枢性めまいを見逃すな！：高齢者では特に要注意

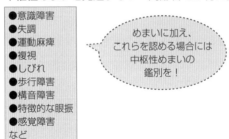

- ●意識障害
- ●失調
- ●運動麻痺
- ●複視
- ●しびれ
- ●歩行障害
- ●構音障害
- ●特徴的な眼振
- ●感覚障害
- など

めまいに加え、これらを認める場合には中枢性めまいの鑑別を！

す。これらの項目はきちんと確認しましょう。特に顔面や四肢の左右差を認める場合には、積極的に中枢性めまいを疑う必要があります。

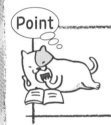

Point

脳卒中（のうそっちゅう）　前失神（ぜんしっしん）を　見逃（みのが）すな

〈文献〉
1) Newman-Toker, DE. et al. Impression in patient reports of dizziness symptom quality：a cross-sectional study conducted in an acute care setting. Mayo Clinic Proc. 82, 2007, 1329-40.
2) 坂本壮. 救急外来ただいま診断中. 東京, 中外医学社, 2015.
3) Kerber, KA. et al. Does intracerebral haemorrhage mimic benign dizziness presentations? A population based study. Emerg Med J. 29, 2012, 43-6.
4) Newman-Toker, DE. et al. TiTrATE：a novel, evidence-based approach to diagnosing acute dizziness and vertigo. Neurol Clin. 33, 2015, 577-99.
5) Casani, AP. et al. Cerebellar infarctions mimicking acute peripheral vertigo：how to avoid misdiagnosis? Otolaryngol Head Neck Surg. 32, 2013, 1518-21.
6) 坂本壮. それって本当にBPPV？！ 見逃せない救急・見逃さない救急. プライマリ・ケア. 2 (14), 21-7.

1回1回のめまいに注目！

　めまいの原因として最も頻度が高いのは、BPPVで約50％を占めます。前失神や中枢性めまいを見逃さないアプローチは実際は大変です。前失神は病歴がきちんととれない限りなかなかリスク評価が難しく、中枢性めまいは急性期にはCTやMRIの正常所見を理由に否定できません。どうすればよいでしょうか？

　答えは意外と簡単、頻度の高いBPPVを的確に診断すればよいのです。重篤な疾患を否定するためには、他の疾患を確定してしまえばよいのです。重複することはまれですから。

　BPPVの特徴はいくつかありますが、最大の特徴が持続時間です。前庭神経炎や脳梗塞は急性前庭症候群といって、めまいは持続します。それに対して、BPPVは耳石が動いたときにめまいが生じるため、患者さんが楽な姿勢（たいてい来院時には楽な姿勢になろうと右側臥位や仰向けなどで動かないでいるはずです）では、嘔気などの症状は認めてもめまいは治まっているはずです。つまり、めまいが持続しているか否か、これを確認するのです。その際の注意点として、「めまいは今も続いていますか？」と問診するのはあまりお勧めできません。多くのBPPV患者は、動くと（頭を動かすと）めまいが生じ、安静にしていると治まる、これを繰り返しています。そのため、診察時には治まっていたとしても、また動くと始まると思っているため「継続しています」と答えます。そこで次のように聞きましょう。「1回1回のめまいはどの程度続きますか」と聞くとよいでしょう。これもいまいちな返答であれば、「めまいは動くと始まるけれども、ある一定の姿勢でいると1分以内に落ち着く、そんな感じですか？」と聞くとよいでしょう。この問診に対してYesと返答があれば、BPPVの可能性がぐっと上がります。

脱力もいろいろ

　めまい以外に、脱力、倦怠感、動けないなどを主訴にERを受診する患者さんも大勢います。これまた原因は多岐にわたるのですが、次の2点にまずは着目して対応すると重症度を見誤りづらくなります。

①発症様式

　数週間前からの症状と数時間前からの症状では、後者のほうが圧倒的に緊急性が高くなります。もちろん増悪傾向にある場合にはその限りではありませんが、以前からおおむね変わらない症状である場合には落ち着いて対応すればよいのです。急性経過の場合には脳卒中や電解質異常、消化管出血に代表される出血性病変、敗血症・菌血症などの感染症を念頭に初療にあたる必要があります。突然発症であった場合には、もちろん緊急事態です。

②左右差の有無

　脱力を認め、左右差を認める場合には、まずは頭蓋内疾患を考え対応することをお勧めします。特に高齢者では頻度は少なくなく、一定数、脳卒中や慢性硬膜下血腫などの頭部外傷が含まれます。急性の経過であれば脳卒中（特に脳梗塞※）、数週間の経過であれば慢性硬膜下血腫を考えるとよいでしょう。なお、慢性硬膜下血腫を外傷歴の有無で「あり／なし」を判断してはいけません。そもそも転倒したことを覚えていない、机や壁に軽くぶつけた外傷などは気にしていないことも多いものです。

※くも膜下出血は左右差を認める頻度は少ない。来院パターンは頭痛・頸部痛、意識障害、失神で来院することがほとんどである。左右差を認める場合には、脳梗塞、脳出血を考えるが、頻度も高く、血栓溶解療法など時間的制約がある脳梗塞から考えるのが実践的である。

6.なぜ転倒したのか？原因を突き止めよ！

（80歳、男性）

 先生、頭部打撲の患者さんです。

 バイタルサインは問題なさそうだね。傷は深いの？

 いえ、擦り傷ぐらいですよ。整形外科を受診した帰りに、駐車場で転んでしまったみたいです。

 絆創膏貼っておしまいでいいね！

 そんなことしたら、医療者人生のおしまいだ！

 ひぃ！！！ まだなったばかりなのに……。

外傷患者は必ず受傷機転をチェック！

　わが国における外傷の受傷機転は、頻度順に①交通事故（33.35％）、②転倒（29.48％）、③墜落・転落（21.03％）です[1]。運転絡みであれば脇見運転やスピードの出し過ぎ、転倒であればすべった、踏み外したなどですが、内因性疾患が関与していることもあり注意が必要です。バスやタクシーなどの事業用自動車の事故では、5〜6％は乗務員の健康状態に起因するといわれています[2]。決して少なくない数ですよね。

　交通事故件数は減っているものの、高齢者の転倒による頭部外傷、脊椎圧迫骨折、大腿骨近位部骨折、橈骨遠位端骨折は頻度が高く、ERではしばしば遭遇します。出血や骨折の有無を評価することはもちろん大切ですが、

同時に"なぜ受傷したのか"を気にかける必要があるのです。

何かにつまづいて、またはすべって転倒したのであれば結果として生じた外傷の評価のみでOKですが、受傷理由がわからない場合には要注意です。失神して頭部打撲、けいれんの結果転倒し骨折、薬剤の影響でふらつき転倒などは常に考える必要があり、軽度の意識障害や健忘を「脳震盪の影響で覚えていないのだろう」などと憶測で判断するのは御法度です。

受傷原因を追求せよ！

内因性疾患による原因としてどのようなものがあるでしょうか？ 複数存在しますが表9のものは意識するとよいでしょう。

房室ブロックなどの不整脈による失神、消化管出血などによる貧血で起立性低血圧の結果失神、薬剤の影響でふらついて転倒、急性腎盂腎炎やインフルエンザなどの感染によって発熱、倦怠感が原因でふらつき転倒などはしばしば経験します。

軽症頭部外傷患者に対してCTを撮影して安心するのではなく（そもそも不要のことも多数）、軽症だからこそきちんと病歴を聴取し、身体所見をとり、真の原因を追求するようにしましょう！

施設入所中の患者さんの転倒や、院内の転倒も同様です。受傷後の外傷の評価と同時に、受傷原因を考え医師へ伝えましょう。

冒頭の患者さんは、診察上貧血による起立性低血圧が考えられました。腰痛で数週間前からNSAIDsを内服しており、それに伴う消化性潰瘍が原因と考えられました。

表9　受傷原因は？

①失神（不整脈、貧血　など）
②けいれん（てんかん　など）
③薬剤（ベンゾジアゼピン系　など）
④感染症
⑤その他

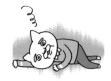

　来院時の状態が一見問題なさそうに見えても、受傷原因によってはその後の対応、予後がまったく異なります。忙しい救急外来では、どうしても見た目の重症度にだまされがちですが、"急がば回れ"の精神で、きちんと評価することを怠ってはいけません。

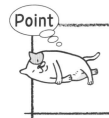

Point

外傷は
受傷機転（じゅしょうきてん）が
超重要（ちょうじゅうよう）！

〈文献〉
1）　Japan Trauma Date Bank Report 2018（2013-2017）. https://www.jtcr-jatec.org/traumabank/dataroom/data/JTDB2018.pdf（2020/1/23閲覧）
2）　事業用自動車の事故に関する国土交通省の報告（平成28年度）.

column

ドラゴンクエストウォークに要注意？！

　ある日、40歳代の男性が前額部打撲を主訴にERを受診しました。特に基礎疾患のない方でなぜ受傷したのかを確認すると、ポケモンGOに夢中になり電柱に激突したことが判明しました。漫画のような話ですが、スマートフォンを誰もが持っている現代、スマホ絡みの外傷や事故はしばしば出合います。ポケモンGOをしていて鉄道路線に落ちて重篤な受傷したという報告[1]もあり、リリースされて2日で300万ダウンロードを突破したドラゴンクエストウォークも夢中になりすぎは危険かもしれません。

文献
1）　Richards, KG. et al. Augmented reality game-related injury. BMJ Case Rep. 11, 2018, e224012.

バスの運転手はMRI必須？！

　ニュースでバスやトラック、タクシーの運転手の事故が時々報道されます。原因はさまざまですが、内因性疾患の可能性がある場合に必要な検査は何でしょうか。失神であれば心電図や採血、てんかんであれば脳波などが確定診断には必要です。居眠り運転が原因であれば、睡眠時無呼吸症候群（sleep apnea syndrome；SAS）の可能性や薬剤の影響を考え、きちんと問診をする必要があります。

　2018年、東京都は都営バスの40歳以上の運転手に対して3年ごとの頭部MRIを義務づけました（費用は都が負担）。これ意味あるでしょうか？　自動車事故報告規則に基づく報告によると、平成24年から28年までの5年間で、運転者の疾病により事業用運転者の運行を継続することができなくなった事案が1,046件報告され、そのうち脳血管疾患が169件（16％）と最多であり、脳血管疾患は調べておいたほうがよいという理由だそうです[1]。くも膜下出血の原因となる動脈瘤や脳腫瘍であればMRIを撮影することでわかるかもしれませんが、脳梗塞、脳出血はわかりません。もちろん、てんかんもほぼわかりません。

　それよりも、普段の血圧や糖尿病の管理、さらには睡眠の質などを評価するほうがよっぽど大切です。MRI撮影を義務化した方のみMRIが必要です。

文献
1)　国土交通省自動車局 事業用自動車健康起因事故対策協議会. 自動車運送業者における脳血管疾患対策ガイドライン：脳健診の必要性と活用. http://www.mlit.go.jp/common/001222860.pdf（2020/1/23閲覧）

7. 家族歴は「若くして」がポイント

（79歳、男性）

 先生、胸痛の患者さんです！ 今は痛みは和らいだみたいですが。

 胸痛はまずは心電図だね！ 10分以内に心電図をとることが……。

 心電図はとりました。明らかな虚血性変化はありません。

 さすが！ リスクはありそうかな？ 高血圧とか糖尿病、あと家族歴とかさ。

 家族歴？ 意味あります？ 参考になったためしがないのですが……。

 Coronary risk factorっていって♯♪Δ§○……。

 うんちくはいいから、とっとと患者さんを診なさい！ 今は家族歴聞いている場合じゃない！

 え？ だってリスクの中に……。

家族歴は聞き方がポイント

　家族歴、既往歴、内服歴、アレルギー歴、その他性交渉歴など、現病歴に加えて必ず確認する必要がありますが、なんとなく聞いていないでしょうか？「ご家族のなかに大きな病気にかかった人はいますか？」と聞いても、患者さんは「大きな病気？」なんだそりゃって思っていることでしょう。具体的に何を聞きたいのかを明確にして聴取しない限り、有用な情報は聞き出せません。

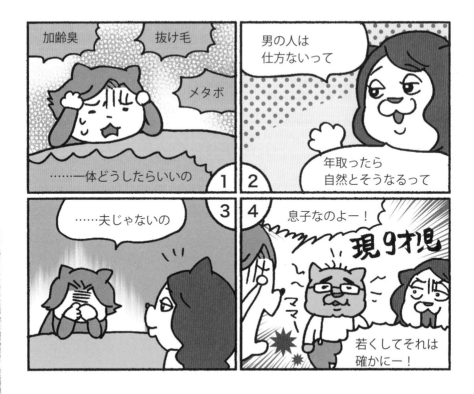

　そもそもなぜ家族歴を聞きたいのでしょうか。遺伝の関与を確認したいのですよね。つまり、通常であればなかなか起こりえないことも、遺伝的な要素があれば起こりうる、だから聞きたいのです。

　心筋梗塞のリスク因子に確かに家族歴は含まれますが、そもそも79歳の男性は、遺伝的要素がなければ心筋梗塞に罹患しないでしょうか。誰もが気付いている通り、この年齢になればみな心筋梗塞を起こしえます。脳卒中も同様です。例えば、この患者さんに家族歴を聞いて、「親父が75のときに心筋梗塞になりました」と答えが返ってきても、われわれのアクションはなんら変わらないのです。

「若くして」を枕詞に！

　家族歴を聴取するときには、「若くして」をつけて確認しましょう。40歳代の男性が胸痛で来院し、父親がやはり40歳代で心筋梗塞に罹患していれば、それはなんらかの遺伝性疾患があるかもしれません。不整脈も同様です。20歳代の男性の心電図でブルガタ型心電図を認めました。これのみでは評価は困難ですが、両親が若くして突然死をしているなどの家族歴があれば、その心電図の重み付けはぐっと上がります。家族歴があるから絶対というわけではもちろんありませんが、これらは意味のある、聞き逃してはいけない家族歴ですよね。

　冒頭の会話の症例は高齢者であり、高齢者はcoronary risk factorがあろうがなかろうが心筋梗塞は発症しうるため、coronary risk factorで評価するのではなく、Hi-Phy-Viに加え、経時的な心電図、高感度トロポニンを評価し診断します。

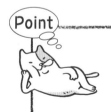

Point

家族歴

枕詞に

若くして

Column

優性 or 劣性はもう古い？！

　メンデルの遺伝学の訳語として使用されてきた、「優性」「劣性」という用語ですが、劣性遺伝病と診断された方が、劣っているのではというマイナスイメージを抱き不安になりがちだとして、優性は「顕性」、劣性は「潜性」と言い換えることとなりました。知っていましたか？　（朝日新聞デジタル2017年9月7日より）
　賛否両論あるようで、どうなることやら……。

8. 既往歴は具体的に！

（75歳、女性）

 先生、腹痛の患者さんです！ 嘔吐もしているので腸閉塞でしょうか。

 手術歴あるの？

 いえ、それはないみたいです。

 なら可能性低いよね。手術歴がないのに腸閉塞となるとすると○□△×§◇♪……。

 （早く診てくれないかな……）なるほど、なるほど。

 手術歴あるみたいだよ！✂

 え？ だって看護師さんが……。

 ないって言ってたのに……。

既往歴も聞き方がポイント

　患者さんの既往歴をどのように聞いていますか？「今までに大きな病気をしたことはありませんか？」「入院したことはありますか？」「手術を受けたことはありますか？」などが代表的でしょうか。

　既往歴は、鑑別すべき疾患だけでなく、患者さんの重症度や緊急性などにも影響するため、正確に、そして迅速に拾いあげる必要があります。

　みなさん、冒頭の会話のようなことはありませんか？ 特に既往はないと

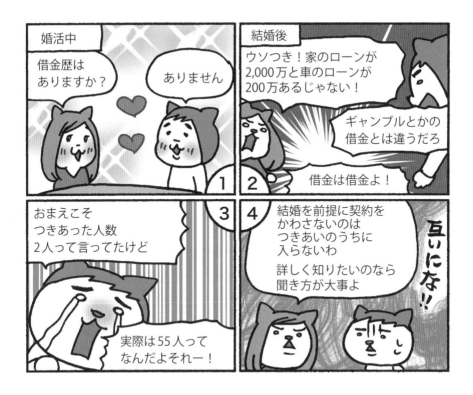

言っていたのに、後に指導医が聴取すると実は……、または、ないと言ったのに、腹部を診ると手術痕が……、など誰もがあることでしょう。特に高齢者の場合には、認知機能の問題だけでなく、そもそも何十年も前のことかつ良性のものは重要視していない（忘れている）ことでしょう。「虫垂炎や帝王切開など、手術を受けたことはありますか？」と具体的に聴取することをお勧めします。

　高齢者の倦怠感、脱力、嘔気などでは、高カリウム血症も鑑別にあがります。この場合には、「腎臓が悪いと言われたことがありませんか？」と聞いてみましょう。

どこでどのように診断されたのかもポイント

　既往歴を確認すると、「喘息」「てんかん」「片頭痛」「メニエール病」さらには「脳梗塞」「狭心症」という答えが返ってきたとしましょう。その場合にも、一歩突っ込み、それがどこでどのように診断されたのかを確認するようにしましょう。

　喘息と診断された患者の3人に1人は、喘息ではなかったという報告もあります[1]。50歳以降、特に男性で片頭痛と診断された場合には、その診断は正しくないかもしれません。また、喘息や片頭痛、てんかんは繰り返す病気です。ERなどで「○○の可能性があります」という疑い病名を「診断された」と訴えているかもしれません。脳梗塞や狭心症という病名でアスピリンを内服している患者さんも多くいますが、実際に症状があり、その際の画像で矛盾のない所見があったのかが重要です。

　面倒くさいと思うかもしれませんが、慣れればそれほど大変なことではありません。鑑別したい疾患を想起しつつ、患者さんの訴える既往歴の信憑性を意識しながら聴取するようにしましょう。

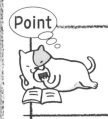

Point

既往歴（きおうれき）
具体的（ぐたいてき）に
確認（かくにん）を！

〈文献〉
1)　Aaron, SD. et al. Reevaluation of Diagnosis in Adults With Physician-Diagnosed Asthma. JAMA. 317 （3）, 2017, 269-79.

9. 内服薬は根こそぎ聴取！

（85歳、男性）

 先生、尿閉の患者さんです！ 昼間からまったく出てなくてつらそうです。

 今、真夜中だよ……何でこんな時間に……。

 高齢の男性だから前立腺肥大ですかね？ 薬は降圧薬ぐらいしか飲んでいないみたいです。

 そうでしょ。間違いないよ。導尿してちゃっちゃっと対応しよう。

 この患者さん、今まで尿が出づらかったことないんでしょ？！ 薬きちんと聞いたの？

 聞きましたよ！！！

 根こそぎ聞くのだ！！！

高齢者は複数箇所の病院受診があたりまえ

　75歳以上の高齢者のうち86％は慢性疾患を外来で治療中です。50％以上が複数の病院を受診し処方を受けています[1]。心筋梗塞や脳梗塞後のため大学病院を定期受診中、整形外科は近医で、さらには風邪などでは近くのクリニックで……よくある話です。

　高齢者だけに限りませんが、処方薬を確認する際、自施設のかかりつけであったとしても、クリニックや他の病院を受診している可能性が十分あるということは意識しておきましょう。

内服歴も聞き方がポイント

　患者さんの内服歴はどのように確認しているでしょうか？「飲んでる薬はありますか？」「病院からもらっている薬はありますか？」などでしょうか。薬手帳を確認すればすべて解決すると思ってはダメですよ。救急外来では持参していない人も意外と多いものです。また、注意点がいくつかあります。

　患者さんが熱が出るなど体調を崩したときにとる行動はなんでしょうか。病院にすぐかかる方もいますが、市販薬などでしのぐ人も少なくありません。また、以前に処方された薬や、友人・家族から薬をもらい内服する方もいるのです。コンビニエンスストアで風邪薬など薬剤が買える時代です。きちんと確認しましょう。みなさんも頭痛や腹痛などで、同僚から鎮痛薬をもらったことあるでしょ？！

　漢方やサプリメントも必ず確認しましょう。これらは身体にいいもの、あえて伝える必要はないものと考えている方は少なくありません。漢方、サプリメント、さらにはカフェインタブレットなどは、ドラッグストアや専門店などでも購入可能ですが、今やネット通販で簡単に購入できます。この辺を意識した問診が必要なのです。

　「飲んでいる薬は？」だけでなく、「他の病院から薬はもらっていませんか？」「漢方やサプリメントは飲んでいませんか？」「以前もらった薬や友人・家族からもらった薬を飲んでいませんか？」と逃すことなく内服薬を確認しましょう。

　また、時に経験するのが、歯医者さんから鎮痛薬や抗菌薬が出ていることもあります。歯医者さんの受診歴も聞くのを忘れずに！

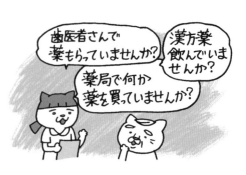

　冒頭の患者さんは、感冒症状に対して、市販の漢方薬を内服していました。生薬の1つ、麻黄による急性尿閉だったのです。そもそも前立腺肥大による症状がいきなり現れることは通常ありません。以前から尿が出づらい患者さんであれば可能性はありますが、今まで問題なかった人が突然出なくなったときに、男性だからと前立腺肥大と判断するのはNGです。

　そのほか、眠れないために妻から眠剤をもらい翌日傾眠傾向、漢方に含まれる甘草による電解質異常、タブレットでのカフェイン摂取による頭痛や消化器症状、肝機能障害などは、救急外来で時に出合います。飲んでいるものは、突っ込んだ問診で拾いあげるのです。

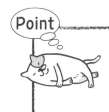

Point

忘（わす）れるな

薬（くすり）はリスク

確認必須（かくにんひっす）

〈文献〉
1）厚生労働省保険局. 高齢者医療の現状等について. 平成28年5月26日第95回社会保障審議会医療保険部会. https://www.mhlw.go.jp/file/05-Shingikai-12601000-Seisakutoukatsukan-Sanjikanshitsu_Shakaihoshoutantou/0000125582.pdf （2020/1/23閲覧）

Column

正しく飲んでいるとは限らない

　薬手帳を確認し、内服薬を把握するのは必須として、"処方薬は内服しているもの"と決めつけてはいけません。飲み忘れや誤った内服をしている場合もあり、適切に内服できているかを確認する必要があります。インスリンや吸入薬などは、使用方法なども確認することを忘れてはいけません。

　処方数に見合う残薬があるか、手技は問題ないかを、本人だけでなくご家族へも確認する癖をもちましょう。

この薬、なんで内服？

　バイアスピリン®、ラシックス®、これらは薬手帳でしばしば目にします。心筋梗塞や脳梗塞の既往があるために抗血小板薬を内服している、心不全徴候などからラシックス®を内服している、であれば理解できるのですが、時になぜ内服しているのかわからないこともあるのです。主治医から飲んだ方がよいと言われ内服している、患者自身は飲んでいる理由もわからない、そんなことも少なくありません。

　救急外来患者の多くは、初対面であり、かかりつけで経過が確認できることもありますが、処方理由が不明なことが多いものです。抗血栓薬、利尿薬は、もちろん大切な薬ですが、出血や転倒などのリスクは増すため、不要ならば（必要な期間が過ぎたのであれば）極力止めたいのも事実です。内服内容がわからない場合には、主治医に確認するなどの努力は怠らないようしましょう。止めるのは簡単ですが、それが理由で脳梗塞など新たに重篤な病態を起こしてしまっては目も当てられませんから。

　自身で薬を処方する場合には、「なぜこの薬が必要なのか」を患者さん、家族に十分に説明し理解してもらいましょう。

10. アレルギー歴は 認めた症状も 必ず把握

（55歳、女性）

 先生、この患者さんペニシリンアレルギーがあるみたいです。

 あ、そうなの？！ なら薬変えないと。

 ペニシリンにアレルギーがあるってことはセフェム系の抗菌薬もダメなんですか？

 あ、それはそんなことはなくて、βラクタム環の○□△×§◇♪……。

 （長い長い……またうんちく……）なるほどなるほど……。

 本当にペニシリンアレルギーなの？

 え？ だって患者さんが……。

 患者さんのせいにするんじゃない！ 正しい知識を伝えることもわれわれの仕事だ！

アレルギーの確認の仕方

　アレルギー歴は非常に大切です。よかれと思って処方した薬で患者さんを苦しめてはいけません。もちろんどんな薬剤でもアレルギーは出うるため、常に注意が必要ですが、患者さんが訴えるアレルギー歴を鵜呑みにしてしまうのもいけません。

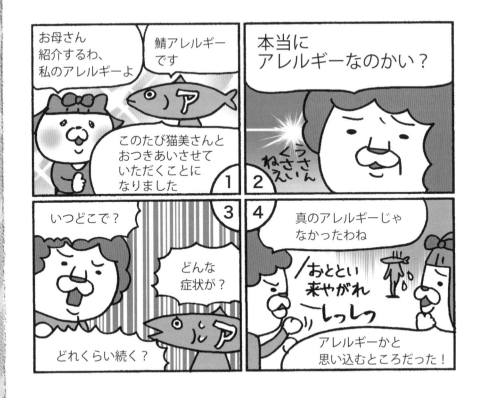

　「○○○にアレルギーがあります」と患者さんが訴えたら、必ず、いつどのような症状が起こったのかは確認するようにしましょう。使用した数分以内からのかゆみを伴う皮疹を認めた場合にはⅠ型アレルギー反応を、使用した1～2週間の間に発熱を伴う斑状丘疹を認める場合にはⅣ型アレルギー反応を考えます。また、抗菌薬や造影剤などを経静脈的に使用した後、または内服した後に、喉頭浮腫や喘鳴、嘔吐・腹痛などの消化器症状を認める場合にはアナフィラキシーの可能性が高くなります。これらの場合には、"真のアレルギー"と考え、同薬剤の使用は少なくとも救急の現場では控えるべきです。

　それに対して、「気持ち悪くなりました」「下痢をしました」「気分が悪くなりました」などの多くは真のアレルギーとは言いがたいのが現状です。

表10　アレルギーの真偽を確認するための問診事項

①どのような症状が出現したのか？ 重症度はどの程度であったのか？
②薬を使用して、どのぐらいの時間で症状を認めたのか？
③なぜその薬を使用したのか？ 同時に使用していた薬剤は？
④その後同系統の薬を使用していないか？

（文献1より一部改変）

抗菌薬の作用で軟便となったり、そもそも薬剤が処方された疾患による症状（胃腸炎による腹痛、下痢、肺炎による呼吸困難、片頭痛による嘔吐など）であることがほとんどです。また、同系統の薬が処方されていて問題ないような経過のことも少なくありません。アレルギー出現後に実際に使用した薬も可能な限り確認し、真のアレルギーか否かを確認しましょう。チェック事項は**表10**の4項目です。

ペニシリンアレルギーか否か？

　抗菌薬、NSAIDs、抗てんかん薬、抗がん剤は比較的アレルギー症状が出やすい薬剤です。ペニシリン系抗菌薬のアレルギー出現率は5〜10％とされ、抗菌薬のなかでは最も多いのが現状です[2, 3]。真のアレルギーであった場合には使用を避けるべきですが、セファロスポリン系など、βラクタム系抗菌薬としてペニシリンと同じ範疇に入る薬は使用してはいけないのでしょうか（交差反応をどれほど意識する必要があるのか）。ペニシリン系に加えてセフェム系抗菌薬まで使用が難しいとなると、抗菌薬の選択が一気に狭まり、また広域抗菌薬などを使用せざるを得なくなり、耐性菌や医療費の問題もでてきてしまいます。

　細かなところは割愛しますが、交差反応はβラクタム環よりもR側鎖に関与するとされ、ペニシリンによるアレルギー反応が軽度であった場合には、セフェム系やカルバペネム系抗菌薬を使用することは可能でしょう。

　最も大切なことは不要な薬は処方しないこと。風邪に抗菌薬は御法度です！！！

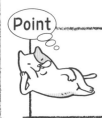

Point

アレルギー？
どんな症状（しょうじょう）？
どの程度（ていど）？

〈文献〉

1) Salkind, AR. et al. The rational clinical examination. Is this patient allergic to penicillin? An evidence-based analysis of the likelihood of penicillin allergy. JAMA. 285 (19), 2001, 2498-505.
2) Lee, CE. et al. The incidence of antimicrobial allergies in hospitalized patients: implications regarding prescribing patterns and emerging bacterial resistance. Arch Intern Med. 160 (18), 2000, 2819-22.
3) Park, M. et al. Safety and effectiveness of a preoperative allergy clinic in decreasing vancomycin use in patients with a history of penicillin allergy. Ann Allergy Asthma Immunol. 97 (5), 2006, 681-7.

Column

海外医療ドラマから学ぼう

　"ER"、"Dr.HOUSE" など、一度は聞いたことがあるでしょう。私はすべて見ていますが、救急医となって改めて見ると非常によくできていて、実際の医療の現場で遭遇する症候や疾患、さらにはアンガーマネジメントやパワハラ、セクハラ、倫理的な問題などなど非常に勉強になります。特にERでは、いつの時代も陥りやすい診断エラーが取り扱われており、自分の診療を見つめ直す良いきっかけとなります。時代や国の問題から、薬の投与量や選択、扱う疾患の偏りはありますが、医療従事者となって改めて見ると、学ぶことが多くお勧めです。

11. 嗜好…"本人談"は本当か？

（75歳、男性）

 先生、この患者さんの代謝性アシドーシスの原因はなんなんでしょうか？

 乳酸もちょっと上がってるし、敗血症とかじゃないかな。

 血糖値も高くないし、DKAってことはないですよね？

 糖尿病の既往もないし、考えづらいね。

 AKAの可能性はないですか？

 AKAなんてよく知ってるね。ただこの人はお酒あまり飲まないみたいだから、さすがにないかな。それにしてもAKAってAKBっぽくて……。

 ぼくない！ いや、ぼいぞ！ 飲酒量は家族からも聞くのだ！

 え？ だって患者さんが……。

DKA：diabetic ketoacidosis（糖尿病ケトアシドーシス）、
AKA：alcoholic ketoacidosis（アルコール性ケトアシドーシス）

患者は嘘をつく

Everybody liesと言ったのはDr.HOUSE、患者さんの訴えに耳を傾けることは非常に大切ですが、なかなか真実を語ってくれない状況もあります。医師の話が専門用語などで理解できない、医師に責められる、恥ずかしいなど理由は多々ありますが、初療に関わる大切なことについてはきちんと

聞き出す工夫をする必要があります。抱えている病気（既往歴含む）、家族歴、内服薬、アレルギー歴に加え、飲酒などの嗜好歴、月経・性交渉、さらには渡航歴や子どもとの接触の有無など、目的を相手に伝え正確に聞き出しましょう。

飲酒量の確認の仕方

飲酒量はどのように確認しているでしょうか？「お酒はどの程度飲みますか？」「何をどれくらい飲みますか？」「休肝日はありますか？」などでしょうか。みなさんが、聞かれる立場となったとき、どのように答えるかを考えてみてください。おそらく正確に返答する人は少なく、日によってバラツキがある場合には、少なめに答えるのが実状ではないでしょうか。

救急の現場では、正確な飲酒量を把握できるに越したことはありませんが、それ以上にアルコール性肝炎、肝硬変、膵炎、アルコール性ケトアシドーシス、アルコール離脱などを起こしうる患者さんなのかを把握する必要があります。忘年会や新年会などにおける急性アルコール中毒はしばしば経験しますが、その多くは若者で基礎疾患がないことが多いですが、中高年以降、特に高齢者の場合にはアルコールに伴う既存の疾患が潜んでいる可能性が十分にあります。

採血や画像の検査を行えばある程度のことは把握できるかもしれません

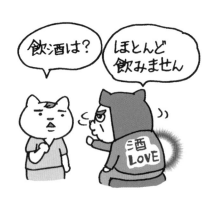

が、救急の現場ではそもそも検査、治療を必要とするのか、初療の段階で瞬時に確認する必要があるため、悩ましいことが多いのです。

① CAGEを瞬時にチェック

本人から聴取するときには、CAGEの4項目（表11）を織り交ぜながら聞くとよいでしょう。2項目以上該当する場合には、スクリーニング上、アルコール依存の疑いありと判断するため、飲酒量はそれなりに多いと考え救急外来で行動するとよいでしょう。

② 本人以外から聴取を！

患者本人からは、聴取する努力はするものの、現実には正確性を欠くことも多く、また意識障害などで聴取できないことも多いものです。最も正確に確実に拾いあげる方法として、身近な方からリアルな話を聞くのが一番でしょう。「あの人、あんなこと言ってますけど、もっと飲んでますよ」や、「前にもアルコール絡みで病院通ったことあります」などは、救急外来ではよく聞く言葉です。家族、友人、ヘルパーさんなど、本人をよく知る人から聴取を忘れずに。救急搬送症例では、救急隊の方からの情報も非常に役立ちます。「自宅にはお酒の空き瓶がたくさん……」。

表11　CAGEの4項目

①お酒を減らさなければいけないと感じたことはありますか？（Cut down） 　Have you ever felt you should cut down on your drinking？ ②友人や家族などから、お酒を止めるまたは減らすように言われたことはありますか？（Annoyed by criticism） 　Have people annoyed you by criticizing your drinking？ ③飲んで後悔したことはありますか？（Guilty about drinking） 　Have you ever felt bad or guilty about your drinking？ ④気持ちを落ち着かせたり、二日酔いを治すためにお酒を飲んだことありますか？（Eye-openers） 　Have you ever had a drink first thing in the morning to steady your nerves or to get rid 　of a hangover（eye opener）？

忘れてはいけないAKA

　普段からお酒をそれなりに飲んでいる患者さんが、「お酒も飲めないほど具合が悪い」と訴えた場合に積極的に考える疾患、病態があります。それがAKA、アルコール離脱です。具合が悪く著明な代謝性アシドーシスを認めるのがAKA（意識は保たれていることが多いです）で、けいれん、動悸、不穏などを認めるのが離脱の典型例です。AKAは吐血を主訴に来院することもあります。これは食道静脈瘤などからの出血というよりは、AKAに伴う消化器症状で繰り返し嘔吐し、その結果としての吐血（Mallory-Weiss症候群）というものです。この場合には初回から吐血しているのか、繰り返し嘔吐した後に吐血したのかを確認しましょう。

　AKAは初療の段階から意識しておけば、ビタミンB1、糖の投与を中心に全身管理を行うことで対応可能ですが、想起できずにビタミンなどの対応が遅れると、アシデミアが進行し重篤化します。飲酒量を正しく聞き出し、疑わしい段階で早期に対応できるようになりましょう。

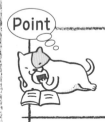

Point

飲酒量
本人の訴え
鵜呑みは禁

〈文献〉
1)　Ewing, JA. Detecting alcoholism. The CAGE questionnaire. JAMA. 252（14）, 1984, 1905-7.

昼から飲酒が悪いわけではない！

column

　15時の救急要請。68歳男性が13時頃から飲酒し、階段で滑って転倒し来院しました。幸い傷は大したことはなく、特記処置は不要と判断しました。ビールをジョッキで2杯とレモンサワーを1杯飲み、ほろ酔いで階段を踏み外してしまったようです。"昼から飲酒"と聞くと、飲んだくれなんだろうと思う人も中にはいるかもしれませんが、職種によってはそれが通常のこともよくあります。

　漁師の朝は早く、2～3時に起床し5時前には漁へ出かけます。昼過ぎにはその日の仕事を終了し、13時は一般の人の18時ぐらいの感覚でしょうか。18時から飲酒するのであれば普通ですよね。救急隊や看護師の方も、夜勤明けで昼から飲むことがありますよね？！ 昼から飲んでるのだからノンベイだと決めつけず、総合的に判断しましょう。

12. 妊娠の可能性を 正しく評価せよ！

（24歳、女性）

 先生、さっきの腹痛の患者さん、単純CT行くんですね？

 そうそう。右下腹部の痛みがそれなりにあるので、虫垂炎かなって思ってね。

 嘔吐もありましたけど、腹痛が先でしたもんね。

 そうだね。順番が大切ですからね！（p.50参照）

 妊娠の可能性はないってことでいいんですよね？

 "女性を診たら妊娠と思え"ってね。まぁ、ただちゃんと聞けば判断はできると思うけど、ないって言ってるんでしょ。なら大丈夫でしょ。サインももらったし、いちいち検査していたら……。

 いろいろおかしい！　まずエコーだ！

 え？　エコーで虫垂を見るなんて、自信が……。

 見るところはそこだけじゃない！！！

妊娠の可能性はありません？！

　若い女性の腹痛は軽症のことが多いですが、虫垂炎や異所性妊娠、卵巣茎捻転や卵巣出血など、急性腹症※であることも少なくありません。画像検査が何のリスクもなく行うことができれば悩むことは少ないかもしれませんが、妊娠の可能性があるとなると当然考えなければならないことがで

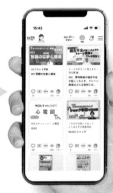

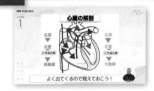

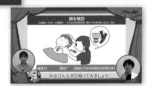
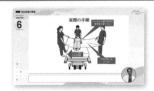

救急・ICUナースのためのこの症例、この検査値をどう考える？

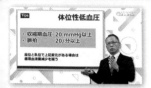

検査値に注目が必要な症例を通して、
知っておいてほしいことを中心に解説します！

収録時間　約150分　　スライド資料　44ページ

受講料：スライド資料ダウンロード 6,000円(税込)

講師　大下 慎一郎

#救急検査値

よくわかる！ 急性期NPPV

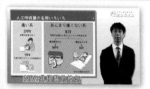

NPPVマスクを知り尽くした講師ならではの、導入の
ポイントやつまずきやすいところを具体的に解説！

収録時間　約140分　　スライド資料　44ページ

受講料：スライド資料ダウンロード 6,000円(税込)

講師　石橋 一馬

#NPPV

消化器術前術後のアセスメント講座

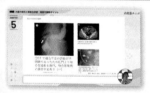

臓器別に術前術後の"みかた"のポイントを解説。
術後合併症の予防・早期発見に自信がつく！

収録時間　約50分　　スライド資料　86ページ

受講料：3,000円(税込)

講師　斉田 芳久

#消化器術前術後

心臓カテーテル看護の自信、高めます！

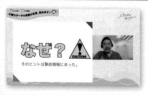

必要な事前情報、チームで情報共有する工夫などを
豊富な事例で講師の実践知とともに解説！

収録時間　約160分　　スライド資料　99ページ

受講料：3,000円(税込)

講師　中村 康雄／野崎 暢仁

#心カテ自信

※2024年5月現在の情報です

なぜ短時間で情報収集ができるのか？

理由 その1

知りたいことを2ステップで簡単に検索できるから

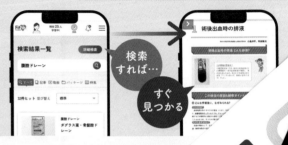

検索すれば…

すぐ見つかる

FitNs.ユーザーの70%以上の人が
調べもの学習の時間が
10分の1以下になったと実感

※FitNs.利用者における自社調べ(2022.5実施)

理由 その

見つけた
確実で
記事はすべて
図解やイラストも

短時間の動画、
オーディオブックも
随時更新中！

てくるわけです。妊娠の可能性があるか否か、どのように確認するのがよいのでしょうか?

※急性腹症:発症1週間以内の急性発症で、手術などの迅速な対応が必要な腹部(胸部なども含む)疾患[1]

①妊娠の可能性はありませんか?

このように確認しても、返答は想像できるため、あまり有効でないことは認識しながらも、実際は聞いてしまっているのが現状ではないでしょうか。この問いに対して、「可能性はあります」と返答があれば、妊娠の可能性はぐっと上がると思いますが、多くは「ないと思います」と返ってくることがほとんどです。もちろん、なぜこのような問いをしているか理由を説明した上で確認することを忘れてはいけません。「妊娠の可能性がある場合には、対応が変わることもあり、女性の方みなさんに聞いているのですが〜」など、相手が問いに関して不信感を抱かず、また答えることが自身の対応に関わることであることをきちんと伝えましょう。

②生理(月経)は問題ありませんか?

月経の周期は大切です。前回の月経がいつであったのか、それこそ本来であれば月経の時期であるのに数週間遅れていたら、その時点で妊娠の可能性は考える必要があります。

また、月経があったとしても、それが正常か否かを確認する必要があります。本人が月経と思っている性器出血の原因がそうではないこともありますから。細かなことを確認するのは難しいため、少なくとも今までの月経と変化がなかったか、もう1周期前の月経はどうであったかなどを意識して聴取するとよいでしょう。

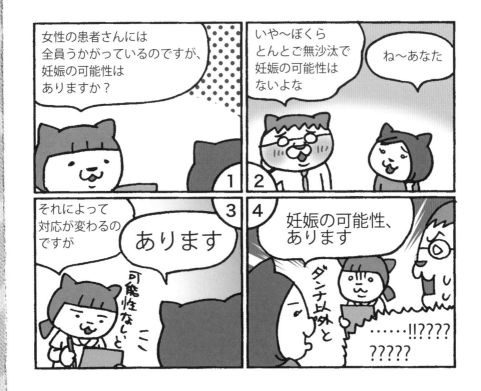

③最後の性交渉（セックス）はいつですか？

　私は、このように聞いています。①、②で妊娠の可能性をある程度見積もることができても、性交渉があった以上、妊娠を問診のみで否定することは難しいのです。もちろん、この問いに対しても「なし」と事実とは反する答えが返ってくることもありますが、「3カ月前が最後で、その後月経が通常通りあります」と返答があれば、可能性は下がるでしょう。それでも疑わしい場合や、病態が重篤で否定できない場合には、妊娠検査を行いますが、少なくともレントゲンの検査を行うか否かなどの判断は、この問いでできるでしょう。

環境を整え確認せよ！

　これは常に意識することが大切です。問診を周りに人が大勢いる待合室や、救急の現場で確認せざるを得ないこともあります。しかし、性交渉歴や既往歴、さらには内服薬や家族歴などは、誰かに聞かれたくないことも当然あるでしょう。いくら必要な情報であったとしても、患者さんへの配慮がなされていない状況では答えてはくれませんし、聞くべきではありません。

　女性の急性腹症の場合には、一人で来院することもありますが、ご主人や彼氏、両親と共に来院することも多く、診察時に同席していることもあるでしょう。同席中は一般的な経過や答えやすい問診に留め、実際に診察やエコーの検査をする際に、付き添いの方は診察室を出ていただき話を聞きましょう。男性医師の場合には、看護師や女性の医師に同席してもらい安心感を与え、聞くとよいでしょう。聞きづらければ、女性の看護師や医師に聞き出してもらうのも一つの手です。チーム医療ですからね。

妊娠？と思ったら

　問診から妊娠の可能性が否定できなければ、妊娠検査とともにエコーを行いましょう。レントゲンやCTの検査（胎児被曝に関してはColumn参照）が必要であれば行いますが、まずは本当にそれらの検査が必要なのかを、非侵襲的な手段で見積もる必要があります。

　エコーは、迅速にベッドサイドで行うことができ、女性の急性腹症の鑑別となる疾患の鑑別に非常に有用です。エコーで確定診断は難しくても、当てることでその後のアクションが大きく変わります。例えば、胎児心拍を認めればそれは妊娠でしょう。モリソン窩やダグラス窩に液体貯留を認めれば、異所性妊娠や卵巣出血など、少なくとも産婦人科医をコールしなければならない状態でしょう。片側性の水腎症を認めれば、尿路結石の可能性が高まるなどなどです。

エコーである程度鑑別疾患がしぼれれば、その後のCTの検査で造影するべきか否かが決まります。尿路結石を鑑別に挙げているのであれば造影は不要ですが、虫垂炎やその他の腹腔内疾患を疑っているのであれば造影が必要なことが多いでしょう。なんとなく単純CTをオーダーしてはいけません。

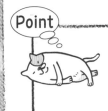

Point

環境を
整え聴取は
正確に

〈文献〉
1）　急性腹症診療ガイドライン出版委員会. 急性腹症ガイドライン2015. 東京, 医学書院, 2015, 16.

Column

レントゲン検査と胎児被曝

　大原則として、不要な被曝は避ける必要がありますが、たとえ妊婦であったとしても、必要な検査を躊躇してはいけません。一般的に100mGy以下の胎児線量では、放射線被曝による妊娠中絶に医学的根拠はなく、その10分の1（10mGy）以下で多くの検査の閾値は線引きされています[1]。10mGyに達するまでの検査の回数は、単純腹部X線で4回、腰椎で2.6回、骨盤で25回程度とされています。腹部・骨盤部のCTでは1回で26mGy程度であるため、検査は1回までならOKと大雑把に覚えておけばいいでしょう。頭部や胸部の画像はまず問題になることはありません。

文献
1）　International Commission on Radiological Protection. Pregnancy and medical radiation. Ann ICRP. 30（1）, 2000, 1-43.

13.つじつまが合うか 否か?! Part 1

(28歳、女性)

 先生、顔面打撲の患者さんです。立ちくらみがして倒れてしまったみたいです。

 若い女性だから、鉄欠乏性貧血とかかなぁ。妊娠の可能性も忘れずに確認しないと。

 そうですね。ご主人が目撃していたみたいなので一緒に入ってもらいますか?

 そうだね。失神や前失神のときは病歴が大切だからね!

 本人のみにしても話を聞くんだぞ!

 え? あ、性交渉歴とかは話しづらいからですか? 夫婦だから大丈夫じゃないですか?!

 大切な鑑別を忘れているぞ!

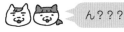 ん???

外傷の原因は?

　外傷患者さんをみたら、受傷機転を考えることは別項で学びました（「なぜ転倒したのか? 原因を突き止めよ!」p.71参照）。失神やけいれんなどいくつも原因はあるのですが、そのほか忘れてはいけない原因はなんでしょうか。表9（p.72）の「その他」、ここに含まれるのが暴力、虐待です。この患者さんの原因はDV（domestic violence）※だったのです。

　女性の外傷患者の数%はDVであり、配偶者からの暴力の被害経験は予

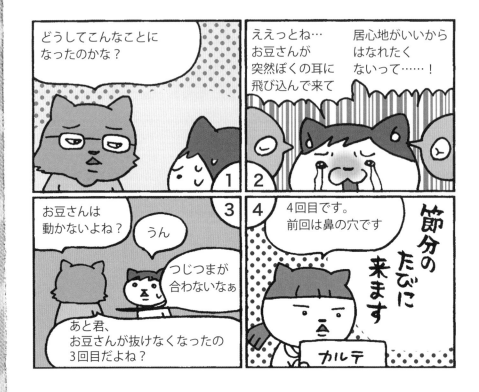

　想以上に多いのが現状です。内閣府男女共同参画局の報告[1]によると、女性の3人に1人、男性の5人に1人は、配偶者から暴力被害を受けたことがあり、女性の7人に1人は何度も受けています。そんなに出合ったことがないという人は、おそらく疑っていないがためにスルーしてしまっている、見逃してしまっていると認識したほうがよいでしょう。

※日本のDV防止法は、配偶者間暴力を対象としています。家庭内暴力には、本来、配偶者間暴力以外に、児童虐待、高齢者虐待なども含まれ、DVは内閣府、虐待は厚労省が対策を講じています。対象が配偶者間の場合にはDV、親子間暴力のうち被害者が児童の場合を児童虐待、高齢者の場合を高齢者虐待というのが実際のところです。

DVの可能性は？

　患者自身でDVであると訴えてくることは決して多くありません。最終的にDVと診断された女性の多くは、複数回の受診後に診断されているのが現状です。早期に疑い、重篤な外傷や死を避ける必要があります。DVだけでなく虐待もそうですが、その場で白黒つける必要はありません。疑い、適切な対応をとることが大切です。「まぁ大丈夫だろう」ではなく、「可能性は低いかもしれないが、ゼロではないから一人で抱え込まずに相談しよう」というスタンスが初療を担う者には必要です。

　DVの可能性を高める外傷所見として、受傷機転と合わない（転んだだけではできないであろう外傷）、繰り返している、受傷から受診までの時間があいている外傷などが挙げられます。忙しい救急外来では、バイタルサインが安定している軽度の外傷患者は、傷の処置、画像における骨折の有無は確認するものの、まさかDVや虐待が関与しているとは、意識しない限り考えないことが多いかもしれませんが、前述のように、頻度は決して少なくないため常にその可能性は意識し、対応するようにしましょう。

問診のコツ

　相手が同席している場合には真実を語ってはくれないでしょう。当事者から話を聞こうと思っても、相手が積極的に返答し、答えを誘導してしまう、または本人が相手の機嫌をうかがいながら、言葉数少なく答えることが多いでしょう。そのため、患者一人にする必要があり、安全で隔離された場所をセッティングすることが大切です。診察や検査を理由に、同席している方を待合室などへ誘導しましょう。

　患者が一人となっても、なかなか具体的な話を引き出すのは簡単ではありません。「みなさんに確認していることですが〜」など、DVが決して珍しくなく、可能性の1つとして普段から確認していることを伝え、答えやすい環境をつくりましょう。暴力はいかなるときもNGであるというスタ

ンスをもち、暴力を正当化してはいけません。

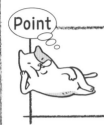

Point

つじつまの
合わない外傷
DVだ！

1) 内閣府男女共同参画局. 男女間における暴力に関する調査報告書. 平成30年3月. http://www.gender.go.jp/policy/no_violence/e-vaw/chousa/pdf/h29danjokan-gaiyo.pdf（2020/1/23閲覧）

column

相手が異性とは限らない！

　LGBTQs（Lesbian、Gay、Bisexual、Transgender、Questioning）という言葉を聞いたことがあるでしょう。細かなことは割愛しますが、LGBTQsの方が安心して医療を受けられるために、問診をする際には、中立的な言葉を用いる必要があります。例えば、妊娠の可能性を考え問診する際、頭では男性とのセックスの有無をイメージするとは思いますが、相手が異性とは限らないわけです。同性のこともあれば、男性・女性のどちらに対しても性愛の感情を抱く人もいるのです。性感染症などを扱う場合にも同様です。

　また、LGBTQsである、かもしれないと思っても、勝手に情報を共有してはいけません。必ず患者さん本人に了承をもらってからにしましょう。

14.つじつまが合うか 否か?! Part 2

(5歳、男児)

 先生、5歳の男の子が自宅の玄関で転んで顔ぶつけちゃったみたいです。

 元気ないの?

 いや、バイタルサインは安定していて、普通に会話できてますよ。

 子どもは転ぶものでしょ。俺も子どもの頃はよく擦り傷を作って……。

 全身くまなく診察だ! 子どもの将来がかかってるぞ!

 え? あ、はい。もちろんきちんと診察しますけど(そんな大袈裟な……)。

外傷の原因は?

　前項で学んだ方であれば、これはもうおわかりですね。そうです"虐待"の可能性を考慮しての対応です。小児虐待患者は、一般の外来よりも救急外来(多くは時間外)を訪れます。判明するまでに平均して5回程度の受診を要するといわれ、疑わなければ単なる外傷と対応しがちなのが実状です。

　児童虐待は、①身体的虐待、②性的虐待、③ネグレクト、④心理的虐待の4つに分類されます。外傷は身体的虐待であり、これらの中で最も多いのです。しかし、他の分類のものと比較すると、注意深く患者さんを診察しさえすれば、疑うことはできるため、救急の現場では慎重に、そして丁寧に対応し見つけ出しましょう。

表12　虐待を疑う際の確認事項

C	Care delay	受診行動の遅れ
H	History	問診上の矛盾はないか、受傷部位とエネルギーの整合性
I	Injury of past	短期間での受傷の繰り返し
L	Lack of nursing	ネグレクトによる事故・発育障害
D	Development	発達段階との矛盾
A	Attitude	養育者の態度におかしなところはないか
B	Behavior	子どもの行動特性（緊張が強い、攻撃的、馴れ馴れしい　など）
U	Unexplainable	ケガの説明がない・できない・わからない
S	Sibling	兄弟が加害したと訴えたときは注意
E	Environment	環境上のリスクの存在

（文献1より引用）

虐待の可能性は？

　それでは、外傷患者のなかで、いつ疑うべきなのでしょうか。虐待を疑う際の確認事項としては**表12**[1]を確認することが大切ですが、身体的虐待か否かは最低限、以下のことは確認するようにしましょう。

①目撃者はいるのか？

　受傷したのを直接見ていた人がいたかを確認しましょう。ご両親が確認し見ていたのであれば、どのように受傷したのか、詳細に確認しましょう。

②どこで受傷したのか？

　自宅で受傷した場合には要注意です。なぜなら目撃者はご両親しかいないのですから。幼稚園や小学校の先生が目撃し、周囲の児童も目撃しているような状態であれば可能性は下がりますが、両親やベビーシッターが自宅で受傷したと訴えている場合には、虐待の可能性は考えておく必要があります。

表13　虐待？と疑う所見

皮膚損傷	挫傷	多発性、新旧混在、不自然な分布、感染合併	手形・物の形
	熱傷		辺縁明瞭で深い
頭部損傷	頭蓋内出血	硬膜下血腫、新旧血腫の併存	
	頭蓋骨骨折	多発性、両側性、骨折線離開、頭頂部陥没	
骨折	部位	骨幹端骨折、肋骨・棘突起骨折、胸骨骨折、肩甲骨骨折	
	形態	らせん状骨折、鉛管骨折	
	年齢	2歳未満	
その他		CPA-OA、治療奏功しない慢性頭痛・腹痛など	

（文献2を参考に作成）

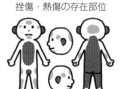

挫傷・熱傷の存在部位

■虐待の可能性が高い
■虐待の可能性は低い
＊被服部位、手背、足底、大腿内側に存在した場合も虐待を考慮

③受傷部位と受傷機転が合致するのか？

　虐待の場合の受傷部位は、決まっているわけではありませんが、意識して見る箇所が存在します。表13の挫傷・熱傷の存在部位は必ず確認するようにしましょう。通常、転んだ傷であれば、頭部や肩は受傷しても耳を受傷することは少ないのに対して、耳にケガを負っている場合には虐待の可能性が高くなります。

　全身くまなく確認し、見落とさないようにしましょう。

　「こんなところ普通ケガするかな？」など、気になる、違和感がある所見があれば、懸念を放置してはいけません。

④受診行動の遅れはないか？

　受傷当日はあまり痛みがなく、その後に腫脹してきたために受傷したなど、受傷同日に受診しないこともありますが、通常のケガであれば遅くても翌日には受診することが多いでしょう。それに対して、数日経過してからの受診や、時間軸が不自然な場合には虐待を疑うべきでしょう。

救えるチャンスを見逃さないで！

　受診患者の多くは虐待ではありません。虐待を疑うことで、ご両親など家族から怒られる、非難されることもあるかもしれません。しかし、早期に疑い対応しなければ大変な事態を招きかねません。その場で白黒つける必要はありません。グレーでOKなのです。疑ったら、院内虐待対応組織や小児科医師などに相談しましょう。疑いつつも帰した患者さんは二度と医療機関を訪れてくれないかもしれません。

　児童虐待の研究で有名なHenry C. Kempe先生（JAMAに"The Battered-Child Syndrome"を1984年に報告)[3]は言っています。「虐待であるにも関わらず、判断を誤って保護せず、生命を落としてしまった子どもに謝罪するくらいなら、虐待でないのに、間違って子どもを保護したときに親に謝罪する方がまだいい」と。

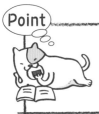

Point

違和感を
もったら一人で
抱えず相談

〈文献〉
1) 厚生労働科学研究費補助金子ども家庭総合研究事業．一般医療機関における子ども虐待初期対応ガイド．
2) 児童虐待対応医療機関連携推進会議ほか編．医療機関における児童虐待対応マニュアル（病院編）．2014.
3) Kempe, CH. et al. Landmark article July 7, 1962: The battered-child syndrome. By C. Henry Kempe, Frederic N. Silverman, Brandt F. Steele, William Droegemueller, and Henry K. Silver. JAMA. 251 (24), 1984, 3288-94.

15. 子どもとの接触は?!

(29歳、女性)

 先生、29歳女性の発熱、関節痛です。結構しんどそうです。

 インフルエンザ流行ってきたからね。インフルでしょ。

 昨日から熱はあって、今日近くのクリニックでインフルエンザは陰性だったみたいです。

患者さんを診察して……。

 蝶形紅斑があったね。膝関節をはじめとした関節痛もあるし。これはSLEだね。

 初めてみました。ビシッと診断できるなんてさすがですね〜。

 いやいやそれほどでも〜。インフルエンザ流行時期だけれども、それにとらわれずきちんと診察すれば○△×♪♯〜。

 子どもは元気?

 え? なぜ子どもいることを知っているのですか? たしか幼稚園の……。

 子どもの最近の体調を確認してきなさい!

大人は子どもと臨床像が異なる

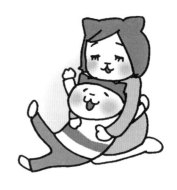

　小児と成人では同じ病気でも症状や経過が
異なることがあります。その代表例が本症例
の原因である伝染性紅斑です。パルボウイル
スB19が原因である伝染性紅斑は、主に小児
例が多く、周囲の流行状況や典型的な経過、
皮疹で診断します。一度見たら忘れない両頬
の紅斑（それがゆえに"りんご病"とも呼ばれる）、四肢を中心とした網目
状紅斑を認めます。流行時期の外来では1日に何人も診断することもあり、
全身状態も比較的良好であるため悩むことは少ないですが、成人が罹患す
るとなかなか大変です。

　成人が感染した場合には、関節炎が前面に出ることが多く、発熱を伴う
ことからインフルエンザの流行時期では"インフルエンザの疑い"と診断
されがちです。また、顔面の紅斑が蝶形紅斑様であると、比較的若い女性
かつ関節炎も伴うことが多いことから、SLEが疑われ精査されることが少
なくありません。成人における"伝染性紅斑らしさ"を知っておきましょ
う。

子どもとの接触は？

　伝染性紅斑は主に小児が罹患するため，成人は小児からうつることがほ
とんどです。20〜30歳代の女性に多く、自身の子どもや、保育園や幼稚園
の子どもたちからうつります。そのため、それを見こした問診が必要にな
ります。

「お子さんは元気ですか？」：患者さん自身に子どもがいれば、子どもの体
調を確認しましょう。数週間以内に子どもが伝染性紅斑の診断を受けてい
れば、その時点で診断できるでしょう。

「お仕事はなんですか？」：子どもと接触する機会の多い職業で罹患率が高

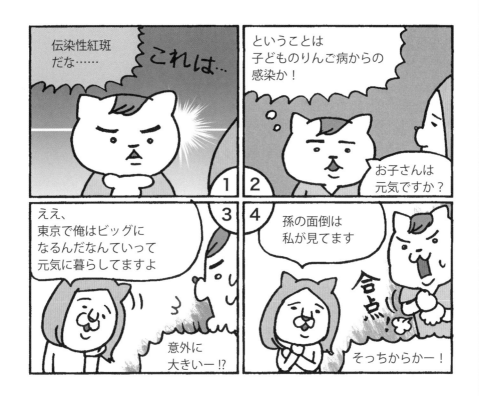

くなります。保育士や学校の教員では可能性が高まるでしょう。教育実習生や友人の子どもが伝染性紅斑であった患者さんも経験したことがあります。とにかく子どもとの接触を意識して問診するとよいでしょう。

　お父さんが伝染性紅斑に罹ったら、その方は一生懸命育児を行っているのかもしれません。そうなりたいものです。

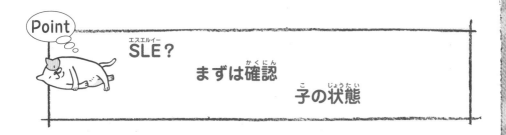

16. 家庭環境の確認を！

（81歳、女性）

 先生、頭痛の患者さんです。バイタルサインは意識清明ですし、そのほかも特に異常はありません。

 突然発症ではないかな？

 午前中からなんとなく痛くなってきたみたいです。嘔気もあるようです。

 頭部CTは必要かな。高齢者だから帯状疱疹や巨細胞性動脈炎も鑑別にいれて……。

 いろいろ鑑別するものがあるんですね。

 そうだよ、たくさんあるんだよ。CTが異常がないからといって大丈夫だなんていうのはまだまだで#○△□×ω……。

 最近だいぶ寒くなってきたよね。家族も同じような症状ってことはない？

 先生、なぜそれを……付き添いの娘さんも受診するほどではないけれど頭が痛いと……。

 え？ なになに？ 寒さと関係あるんですか？

疑わなければ診断が難しい一酸化炭素中毒

　火災現場からの救急搬送症例、集団発生症例では、誰もが考える一酸化炭素中毒（CO中毒）ですが、そうでない場合に疑うことができるでしょうか。CO中毒の症状として、頭痛、嘔気・嘔吐、呼吸困難、意識障害、意

識消失、脱力などが代表的です。このような主訴で来院した場合には、CO中毒も鑑別にいれて病歴を聴取する必要があります。疑わなければ診断できない、代表的な疾患です。

　日本家屋は隙間風などによって、自宅内のCOの濃度が上がりづらかったものの、リフォームをして風通しは悪くなり、自宅でCO中毒、キャンプ中テント内で七輪を使用しCO中毒、そんな事例も報告されています。特に冬の時期には要注意なのです。

SpO₂にだまされるな！

　COは不完全燃焼の結果発生し、酸素の240倍ヘモグロビンと結合しやすいという特徴があります。CO-Hbを形成し、Hbの酸素運搬能を障害するのです[1]。SpO₂が下がっていれば想起しやすいのですが、通常のパルスオキシメーターでは、吸光度の問題から見かけのSpO₂は保たれているように表示されます。SpO₂が保たれているにも関わらず、呼吸回数が多い場合や、呼吸困難の訴えがある場合には、動脈血液ガス所見を確認するのがよいでしょう。酸素分圧とともにCO-Hbを確認するのです。意識障害や呼吸困難症例で血液ガスを測定していても、CO中毒が想起できていなければCO-Hbの異常に気付かないこともあるでしょう。測定できる施設ではチェックを忘れずに！

　CO-Hbの正常値は、成人非喫煙者であれば0.1〜1.0％、喫煙者であれば

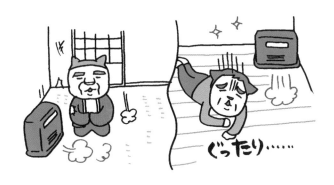

ぐったり……

6％程度、ヘビースモーカーの場合には15～17％程度とされています。妊婦、胎児では生理的に増加します。救急外来では以下のような場合に考えると覚えておけばよいでしょう[2]。

- 非喫煙者＞3％
- 喫煙者＞10～15％

　曝露の時間や、その後の時間経過によって変動はありますが、病歴から疑い、それなりの数値であれば、治療介入していくというのが現実的です。

CO中毒の治療

　COの半減期は、通常の空気では300分、高流量酸素マスクで90分、100％高圧酸素で30分程度といわれています。高圧酸素療法はどこでもできるわけではなく、救急外来に本症例のように独歩で来院する患者さんの多くは、適応となりません。まずは疑い、酸素投与を開始することが重要です（遅発性脳症など、治療の詳細は他書で勉強してください）。

　最も大切な治療介入は、「なぜCO中毒に陥ったか」です。自殺の原因としても有名であるため、CO中毒と判明したら、手段や希死念慮など含め慎重に病歴を聴取する必要があるのです。

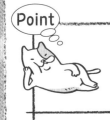

Point

ウインター
常に鑑別（つね）（かんべつ）
CO中毒（シーオー ちゅうどく）

〈文献〉
1) Clardy, FP. et al. Carbon monoxide poisoning. Post TW（Ed）, UpToDate, Waltham, MA：UpToDate Inc.（Accessed on December 14th, 2019）
2) Ernst, A. et al. Carbon monoxide poisoning. N Engl J Med. 339（22）, 1998, 1603-8.

column

頭痛と心電図

　頭痛で心電図？！　と思うかもしれません。頭痛の原因検索として心電図が必須な わけではありませんが、ベッドサイドで施行可能な検査で、頭痛の原因を想起でき ることがあります。くも膜下出血が典型的で、90％に巨大U波、QT延長、ST低下 などの心電図異常を認めます。CO中毒もまた、中等症以上で30％程度に心電図変 化を認めるといわれています。頭部CTなどが迅速に行えないような環境では、心電 図が疾患の想起に役立つかもしれません。

　血液ガス、エコー、心電図は救急外来における検査の3種の神器と私は指導してい ます。具体的な疾患が想起できない、しかしながら患者さんはなんらかの症状があ る、そういったときには、とりあえずレントゲンやCTを撮影するのではなく、ベッ ドサイドで簡便かつ迅速に施行できる3つの検査を行うことをお勧めします。

文献

1) Chatterjee, S. ECG Changes in Subarachnoid Haemorrhage: A Synopsis. Neth Heart J. 19（1）, 2011, 31-4.
2) Satran, D. et al. Cardiovascular manifestations of moderate to severe carbon monoxide poisoning. J Am Coll Cardiol. 45（9）, 2005, 1513-6.

17. 二度あることは 三度ある！

（35歳、女性）

 先生、頭痛の患者さんです。もともと片頭痛がある方みたいです。

 えっと……一酸化炭素中毒も鑑別に挙げて……（P.110参照）

 いや、この方は当院の看護師さんで、朝からここで働いてますから……。

 あ、そうなの。医療職の方はリスクが……とりあえず頭部CTかな！

 普段の片頭痛の痛みで、薬を持ち合わせてないから処方してもらいたいみたいですけど。

 あ、そうなの。まぁでも普段と一緒って言われてもね。検査してみないと。見逃したら大変だし、片頭痛でも、そうでなくても、くも膜下出血の罹患率は変わらないし♯○△□×ω……。

 つべこべ言ってないで、まずは片頭痛らしいか否か評価しなさい！

 重篤な疾患を見抜くためには、やはり検査しないと……。

 重篤な疾患を否定するためには、よくある疾患をきちんと診断することが一番の近道だ！

経験者は語る！

みなさんは手術を受けたことがあるでしょうか？　私はラグビー練習中に前十字靭帯を損傷し、手術を受けた経験があります。また、手術は要しませんでしたが、頬骨骨折や脳震盪などスポーツ中の外傷はそれなりに経験しました。受傷時の痛み、術後のリハビリのつらさなどはいまだによく覚えています。

救急外来は今まさに困っている患者さんが多数来院するわけですが、その原因は、私たちが経験したことのない症候や疾患であることがほとんどです。女性の分娩時の痛みはどうやっても男性は理解できませんし、男性の股間にボールが当たったときの痛みは女性には理解できないでしょう。

膀胱炎、気管支喘息、片頭痛、メニエール病、良性発作性眩暈症（BPPV）、尿路結石、アニサキス（漁師町ではよくある）などは、繰り返すことの多い病気です。そのため、患者さん自身が以前に経験し、それと同様の症状であれば、その可能性はぐっと上がるわけです。あたりまえのようですが、意外とこの経験を確認していないことがあるため、必ず意識するようにしましょう。

前にも同じようなことがありましたか？

以前同様の症状のときに膀胱炎であった、尿路結石であった、さらには心筋梗塞であったと言われたら、それぞれその疾患を鑑別の上位に挙げ対応するのがよいでしょう。可能であれば、以前の診断時のカルテを確認するのが望ましいですが、病院が異なるなど難しいことも少なくありません。

膀胱炎は成人男性には少ないのに対して、女性には非常に頻度の高い疾患です。来院前日あたりから排尿時の違和感や痛みがあり、今朝から明らかな血尿があると言われたら、膀胱炎の可能性は高いでしょう。これを一度経験した女性であれば、自身で判断可能であり、「膀胱炎だと思う」という患者さんの自己診断は多くの場合正解です[1]。

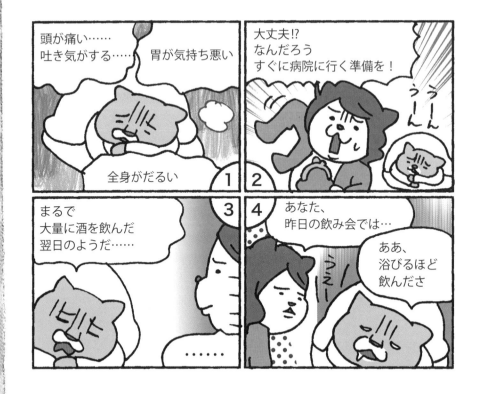

　Hi-Phy-Viで具体的な疾患が想起できている場合には困りませんが、原因がよくわからないとき、非典型的なときには、この質問は非常に威力を発揮します。右側腹部痛で来院した患者さんが「前にも同じような症状で心筋梗塞でした」と言われたら、すぐに心電図を確認したくなりますよね？！ 発熱を主訴に来院した患者さんが全身状態は良好であるものの、「前に同じ症状で検査してもらったら、感染性心内膜炎でした」と言われたら血液培養を採ろうと思いますよね？！ 心窩部痛を主訴に来院した患者さんが「アニサキスやったときと一緒、3回目だからわかるよ」と訴えられたら上部内視鏡やりますよね？！ 患者さんの訴えを鵜呑みにするわけではありませんが、この問診をすることで、見逃しがちな鑑別疾患を拾いあげるだけでなく、患者さんの不安も解消することができるはずです。私たちが確認し

表14　POUND：片頭痛らしいか否か

①拍動性	Pulsating
②持続時間が4〜72時間	hOur duration
③片側性	Unilateral
④嘔気・嘔吐	Nausea and vomiting
⑤日常的な生活の障害	Disabling

（文献2より引用）

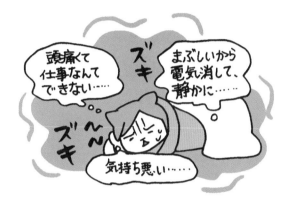

　なければ、なかなか言い出せず、頭の中では「（あのときのあの症状と一緒なんだけどなぁ……）」と思っていることでしょう。

　最近では、薬剤に伴うさまざまな症状で来院することも多く、「前に○○という薬を飲んだときに認めた症状と似ています」と、薬剤性を疑うヒントを教えてくれることもあります。

　ちなみに、片頭痛らしさはPOUNDの5項目を用いると"らしさ"を見積もれます（表14）[2]。片頭痛など1次性頭痛の診断には2次性頭痛の除外ならびに繰り返すことが条件であるため、初発の場合には慎重に対応する必要がありますが、以前から認めている場合には参考になる項目です。典型的な片頭痛の痛みは、仕事などを中断せざるをえない頭痛で、嘔気を伴い、光を嫌がります。発症のピークは男性では15〜20歳、女性では20〜

24歳とされ、有病率は8％程度です。50歳代まで認め、以降は減少傾向、高齢者ではまれです[3]。女性が男性の数倍多く、周囲に片頭痛もちの方がいるはずです。症状を直接聞いて、らしさを見積もれるように高めておきましょう。

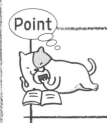

Point

え？ 本当（ほんとう）？

早（はや）く言（い）ってよ

その経験（けいけん）

〈文献〉
1) Bent, S. et al. Does this woman have an acute uncomplicated urinary tract infection? JAMA. 287 (20), 2002, 2701-10.
2) Detsky, ME. et al. Does this patient with headache have a migraine or need neuroimaging? JAMA. 296 (10), 2006, 1274-83.
3) Charles, A. Migraine. N Engl J Med. 377 (6), 2017, 553-61.

18.食欲をチェック！

（46歳、男性）

 先生、体重減少の患者さんです。

 え、今？！ なんで日中の外来に行かないのかな……で、どれくらい減ったの？

 正確にはわからないみたいですが、数カ月で5kg以上減って、奥さんも明らかに痩せたと言っています。

 そこまで減っているとなるとがんかなぁ。明日の外来に行ってもらうように説明するよ。

 意図した体重減少なのか、そして食欲の確認だ！

 ○○ザップに通っているとか？！

 ……。

体重減少の定義と確認方法

　ダイエット、今まさに試みている人もいるでしょう。運動や食事に気をかけるようになり、徐々に体重が減少しているのであれば、それはまず問題ありません。問題となるのは、"意図しない体重減少"です。体重減少は一般的に、「通常の体重から6～12カ月で5％以上、体重が減少すること」と定義されますが、正確に把握するのが難しいことが少なくありません。実際の経過がわかればよいですが、そうでない場合には、具体的にどれくらい減ったのかを表現してもらうとよいでしょう。ベルトの穴が2つ変化

した、家族など近しい人から明らかに痩せたと指摘されたなどはわかりやすい指標です。

　食事摂取量が減少していれば、通常、体重もおのずと減少します。インフルエンザなど感染症に罹り、食欲が落ちて食べなければ、誰もが体重が減りますよね。それに対して、食事摂取量が減少していない、「食欲はあります」と訴える患者さんが体重減少があったら……そのような場合には、鑑別はぐっと狭まります。

「体重減少＋食欲あり」患者さんにまず確認すべき2つのこと

　体重減少の鑑別には悪性腫瘍を挙げる必要があり、決して見逃してはいけませんが、1分1秒を争うものではなく、救急の現場では詳しい検査は通常必要ありません。もちろん、バイタルサインに異常を認める場合や、出血や疼痛などを認める場合には介入はしますが、体重減少という主訴のみでは、Hi-Phy-Viを確認し、後日の一般外来へつなぐので問題ありません。

　食欲があるのに体重が減ってしまう病気は2つしかありません。それが甲状腺機能亢進症と糖尿病です。もちろん悪性腫瘍の初期の可能性など、ほかにもありますが、頻度や介入の必要性から考えるとこの2つをまずは考え対応するのがよいでしょう。

首をチェック！

　バセドウ病に代表される甲状腺疾患を意識して首を診察しましょう。甲状腺腫大を認め、バイタルサインで頻脈が認められれば、甲状腺機能亢進症らしいでしょう。採血でTSHなど甲状腺ホルモンの精査を行います。

インスリン欠乏症状をチェック！

　口渇、多飲、多尿、体重減少が代表的なインスリン欠乏症状です。そのため、「喉が渇きますか？」「トイレの回数が多くないですか？」などの追

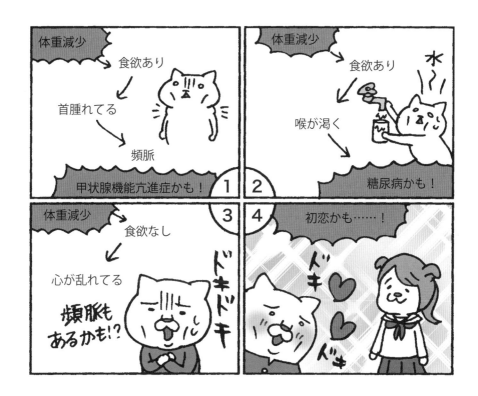

加の問診をパッとするとよいでしょう。成人男性の体重減少患者が、「最近
1時間に1回は必ずトイレに行くようなりました」「喉が渇いてしょうがな
いですね」と訴えたら、糖尿病の可能性はぐっと上がります。トリアージ
の段階であれば、まずは簡易血糖測定器で血糖を測ってみるとよいでしょ
う。

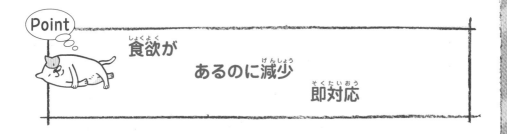

Point

食欲が
あるのに減少
即対応

Column

うつ病を見逃すな！

　体重減少の患者さんが食欲もなかった場合、鑑別は多岐にわたりますが、忘れてはいけない鑑別があります。それがうつ病です。うつ病の罹患率は決して低くなく、生涯有病率は6％程度で、再発率もそれなりに高いのが現状です。初診時に精神科や心療内科を受診するのは10％程度で、多くの患者さんは他の診療科を受診し、救急外来に来院することも珍しくありません。うつ病は自殺など亡くなる可能性のある病気です。正しく見積もり適切なマネジメントが必要となります。

　うつ病？ と思ったら、スクリーニングとして、①物事に対してほとんど興味がない、または楽しめない、②気分が落ち込む、憂鬱になる、または絶望的になる、の2つを確認し、1つでもYesであれば可能性が高いといわれています。また、食欲がないだけでなく、睡眠も障害されている場合には要注意です。「ごはんが美味しく食べられない」「睡眠がとれない、またはとってもぐっすり寝た感じがしない」という訴えがあれば、うつ病の可能性を考え、希死念慮の有無を確認し、あれば入院を含めた緊急の対応が必要となります。妊産婦、看護師、研修医のうつ病も珍しくありません。鑑別し忘れないように常に意識しておきましょう。

文献
1)　Williams, JW. Jr. "Update: Depression". The Rational Clinical Examination：Evidence-based Clinical Diagnosis, Simel, DL. et al. Eds. McGraw-Hill, New York, 2009.

第3章

身体診察編

1.呼吸困難の患者さん、吸気、姿勢に注目！

（40歳、男性）

 先生、呼吸苦の患者さんです。SpO$_2$は95％ですけど喉も痛いようです。

 呼吸数はどのくらい？

 あ、呼吸数は大切でしたね。22回/分です。

 3の倍数でもなく4の倍数でもない22回/分か。しっかり測定してるねぇ。

 日々言われてますので。比較的若い男性で、喘鳴も聞こえるので喘息ですかね。

 そうだね。ちょっとトイレ行ってから診るので待っててもらって。

 今すぐに診るのだ！ ストライダーはすぐに対応だ！

 ストライダー？ あの子どもで流行っている？！

 冗談言ってる場合じゃない！ 気道緊急の可能性があるぞ！

吸気に狭さを感じたら超緊急！

　喘鳴＝喘息ではありません。吸気、呼気どちらで主に聴取するのかを意識しましょう。Wheezesは、主に呼気終末に認める高音性連続性ラ音です。これは、気管支喘息やCOPD、肺水腫で認められますが、吸気性喘鳴（ストライダー；stridor）の場合は注意しなければなりません。特に、頸部で吸気性喘鳴を聴取した場合には、気管支内異物、アナフィラキシー、甲状

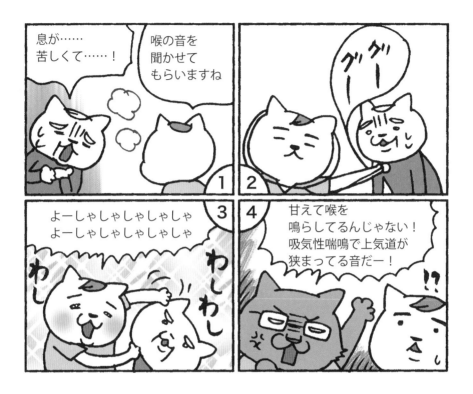

腺腫や喉頭蓋炎による閉塞など、すぐに対応するべき病態が原因であり、1分1秒を争うのです。

　肺がんによる縦隔リンパ節転移で壁外から圧迫され気道狭窄に至ることもあります。肺がんの指摘を受けている患者さんでは必ず意識しましょう。

前傾姿勢は要注意！

　急性喉頭蓋炎は吸気性喘鳴の代表疾患ですが、図1のような姿勢（tripod posture）

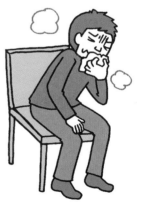

図1　危険な吸気性喘鳴のときの姿勢：tripod posture

や唾が飲み込めずティッシュを握りしめている状態であれば、積極的に疑い対応する必要があります。Hot potato voiceと呼ばれる含み声も特徴的です。喉が痛く、苦しそうにしている患者さんでは、たとえ酸素化が保たれていても、すぐに対応するようにしましょう。

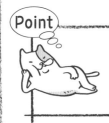

Point

喘鳴が
吸気性なら
超緊急

足にも注目

　呼吸困難を訴える患者さんでは、足も確認しましょう。両側に浮腫があれば体液貯留を伴う心不全らしく、片側性の浮腫であれば深部静脈血栓症（deep venous thrombosis；DVT）の存在を示唆し、肺血栓塞栓症が呼吸困難の原因かもしれません。同部位に痛みがある、活動性のがんが存在する、ベッド上など安静にしている時間が長いなどがあれば、よりDVTらしくなり、積極的に肺血栓塞栓症を考える必要があります。わずかな浮腫は疑って診ないと見落としがちです。必ず左右を比較しつつ、疑わしければベッドサイドでエコーをあてるとよいでしょう。

　せっかく足を見るのだから、膝上まで診ておきましょう。膝上に色素沈着があれば、それはCOPD患者が長年肘をついた痕跡かもしれません。Thinker's sign（またはDahl's sign）と呼ばれます。心不全患者の呼吸困難は背もたれにもたれるようにしているのに対して、COPDに代表される肺疾患の患者さんは前傾でいることが多いですよね。これは横隔膜の彎曲などが影響し、自然とその姿勢をとることで呼吸が楽になることを患者さんが知っているためにおこるものです。あればラッキーぐらいの気持ちで見てみてください。膝上に色素沈着があれば、肘にもあることでしょう。

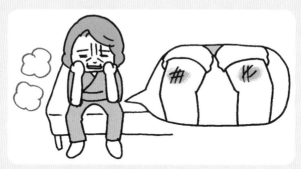

文献
1）　Rebick, G. et al. The thinker's sign. CMAJ. 179（6）, 2008, 611.

2.意識障害の患者さん、左右差に注目！

(69歳、女性)

先生、意識障害患者さんの診察お願いします。

麻痺ある？

なさそうです。

なら頭っぽくはないね。脳梗塞や脳出血で意識障害があるなら麻痺あるはずだからね。眠剤とか薬の影響じゃないかなぁ。

高齢者を診たら、薬の影響を考えることは大切ですもんね！ さすがです！

さすがじゃない！ 鑑別必須な大切な疾患を忘れてるぞ！

左右差のない意識障害で見逃し厳禁な疾患は？

意識障害の鑑別は多岐にわたります。AIUEOTIPS（表1）は有名ですね[1]。左上下肢麻痺など、明らかな左右差のある麻痺を伴えば、誰もが頭蓋内疾患を考え対応しますが、左右差を認めなかった場合にはどうでしょうか？ 頭の可能性は低いと考えていませんか？

脳卒中のうち、頻度の高い脳梗塞や脳出血では多くの場合、麻痺を伴いますが、くも膜下出血（脳卒中のうち5.6％、図2）は麻痺を認めないことも多く、左右差よりも発症様式や頭痛、頸部痛の有無に重きをおく必要があります[2, 3]。

くも膜下出血の予後を規定する因子として、意識障害の程度が挙げられ

表1　意識障害の鑑別疾患：AIUEOTIPS（Carpenterの分類）

A	Alcohol Aortic Dissection	アルコール 大動脈解離
I	Insulin (hypo/hyper-glycemia)	低/高血糖
U	Uremia	尿毒症
E	Encephalopathy (hypertensive, hepatic) Endocrinopathy (adrenal, thyroid) Electrolytes (hypo/hyper-Na, K, Ca, Mg)	高血圧症/肝性脳症 内分泌疾患 電解質異常
O	Opiate or other overdose Decreased O_2 (hypoxia, CO intoxication)	薬物中毒 低酸素
T	Trauma Temperature (hypo/hyper)	外傷 低/高体温
I	Infection (CNS, sepsis, pulmonary)	感染症
P	Psychogenic Porphyria	精神疾患 ポルフィリア
S	Seizure, Stroke, SAH Shock Supplement	てんかん、脳卒中 ショック ビタミン欠乏

OriginalのAIUEOTIPSに大動脈解離、ビタミン欠乏を追加している

（文献1より引用）

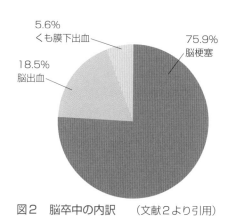

5.6%
くも膜下出血

18.5%
脳出血

75.9%
脳梗塞

図2　脳卒中の内訳　（文献2より引用）

ますが、来院後に意識状態が悪化しないように管理しなければなりません。何が言いたいかといえば、再出血をなんとか防ぎたいのです。その最善の策は、早期にくも膜下出血を疑い、愛護的に対応すること、これにつきま

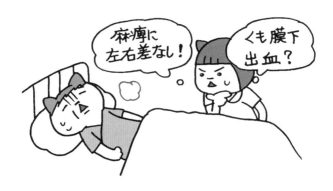

す。そのため、救急外来ではシンプルに、「左右差のない意識障害を診たら
くも膜下出血を考える」と覚えておくことをお勧めします。

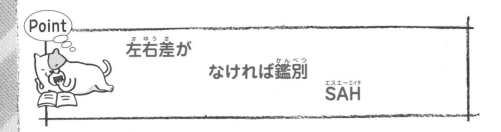

Point 左右差が なければ鑑別 SAH

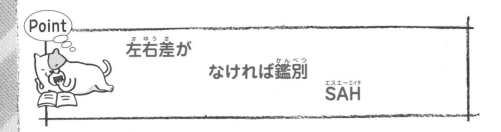 は上のPointボックス（猫のイラストと手書き文字）

〈文献〉
1) 坂本壮. 救急外来ただいま診断中！. 東京, 中外医学社, 2015.
2) 小林祥泰編. 脳卒中データバンク2015. 東京, 中山書店, 2015, 224p.
3) Edlow, JA. et al. Diagnosis of subarachnoid hemorrhage: time to change the guidelines? Stroke. 43 (8), 2012, 2031-2.

3. 意識障害の患者さん、発見時の姿勢に注目!

（25歳、男性）

 先生、意識障害患者さんの診察お願いします。仕事中に倒れていたところを同僚が発見し救急要請したようです。

 麻痺ある?

 左上下肢麻痺がありそうです。

 そしたら頭蓋内疾患ぽいね。血圧も高いかな?

 138/78mmHgです。

 20歳代にしては高いか……。まぁとりあえずCTとりましょう!

 どんな姿勢で発見された?

 姿勢?! 倒れてたのだから、うつ伏せか仰向けか……。

素直でない姿勢で倒れていたらけいれんを考えよ!

　倒れているところを発見され搬送される患者さんは非常に多いですよね。すべって転倒し、大腿骨近位部骨折や圧迫骨折による痛みで動けないのであれば対応は困りませんが、意識障害を認め受傷機転が不明な場合には対応は一筋縄にはいきません。バイタルサインを正しく解釈することが大切

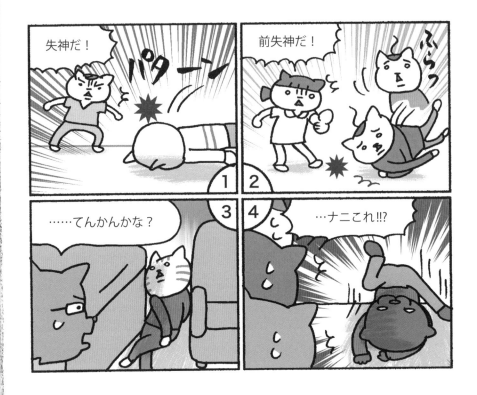

なことは1章で解説した通りですが、倒れている姿勢が教えてくれること
もあります。

　意識消失には、大きく失神、けいれんが含まれますが、失神は姿勢保持
筋緊張が消失するため、ふっと力が抜けてそのまま倒れます。前失神の場
合には防御の姿勢をとることができるかもしれませんが、失神の場合には
卒倒し、崩れるように倒れます。それに対して、てんかんによるけいれん
の場合には、通常左右差を認めます。右ないし左に引っ張られるようにし
て倒れるため、何でこんな体勢で？ と思うような姿勢で倒れていることが
あります。右手を背中の後ろに回した状態で倒れていた、ベッドと壁に挟
まるようにして倒れていた、椅子と机の間にすべり込むようにして倒れて
いたなどです。けいれんを目撃すれば、意識障害の原因として、てんかん

を想起することはたやすいですが、けいれん後の状態（postictal state）で発見された場合には意外と見過ごされています。Todd麻痺といってけいれん後に麻痺が残存することもあり、あたかも脳卒中かのように考えがちです。AIUEOTIPSのS；Seizureも鑑別にいれ対応することが重要です。

けいれん後らしい所見：舌咬傷に注目

　意識障害患者さんでは必ず舌を引き出し、舌咬傷の有無をチェックします。舌咬傷、さらに咬傷部位が舌の側面の場合には、けいれん後の可能性が高くなります。パッと口を開けてのぞくだけでなく、舌の側面に噛んだあとがないかを、きちんと評価してください。舌の先端の場合には、失神して噛むこともあれば、自身でわざと噛むこともありますから。

症状経過を確認

　けいれん後の意識障害の場合には、けいれんが治まっていれば徐々に意識状態が改善していきます。救急現場では反応が乏しかった患者さんが、救急車内で徐々に覚醒し始め、病着時には会話可能となっているということはよくあることです。特に治療介入していないにも関わらず、時間経過とともに自然と改善した場合には、けいれんの関与を考えましょう。

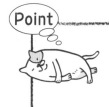

Point

姿勢変（し　せい　へん）　　これってまさか　　けいれん後（ご）？

4. けいれんの患者さん、目に注目！

（28歳、女性）

 先生、けいれんの患者さんです。

 継続しているの？

 してます！ セルシン®用意してあります。血圧は130/88mmHgです。

 お！ 準備万端だね。血圧も問題ないし、静注して止めますかね。

 目は開いてる？

 目ですか？ 閉じてますけど……それが何か……。

心因性らしいけいれんとは？

けいれんした患者さんが、すべて "てんかん" とは限りません。また、頭蓋内疾患が原因とは限りません。さらには内因性疾患とも限りません。心因性ということもあるのです。しかし、始めから心因性だろうと決めつけてはいけません。根拠をもって判断する必要があります。

心因性を疑う所見はいくつか存在しますが、救急の現場で判断がしやすい所見として目、そしてけいれんの様式を意識するとよいでしょう。下記のようなけいれんの場合には、心因性非てんかん発作（psychogenic non-epileptic seizures；PNES）の可能性が高くなります。

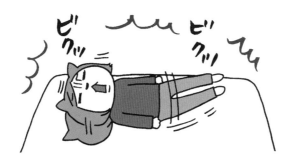

心因性の場合は閉眼

てんかんによるけいれんの場合には、開眼していることがほとんどです。それに対して閉眼している場合には心因性らしくなります[1]。けいれんしているにも関わらず、いつまでも閉眼している場合にはPNESを鑑別にいれましょう。

けいれんの様式に注目

心因性の場合には、首を横に振る、腰を前後に振るなどの所見がみられます。このようなけいれんの様式はてんかんではありえません。

単独所見で確定診断は禁！

PNES？ と思っても、症状の推移をある程度の時間をかけて確認しなければ、正しい判断はできません。前述した以外にも、心因性らしい所見として、発作持続時間が長い（通常のてんかんは数十秒、長くても2分以内に治まることがほとんど）、発作症状が変動する、発作中に泣く、発作中の出来事を覚えているなどがあげられますが、絶対的なものではありません。

また、PNESの患者さんであっても、発作時に尿失禁や舌咬傷を認めることはあるため、てんかんらしくても心因性ということもあり、総合的な判断が必要なのです[2, 3]。

救急の現場では、まずは緊急性が高いものから介入するのが原則です。けいれん中の閉眼などPNESを疑わせる所見が認められても、バイタルサインの異常や心因性とは見合わない所見があれば、内因性の可能性を考え、まずは対応しましょう。

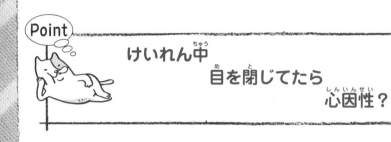

Point

けいれん中
目を閉じてたら
心因性？

〈文献〉
1） Chung, SS. et al. Ictal eye closure is a reliable indicator for psychogenic nonepileptic seizures. Neurology. 66（11）, 2006, 1730-1.
2） Oliva, M. et al. The diagnostic value of oral lacerations and incontinence during convulsive "seizures". Epilepsia. 49（6）, 2008, 962-7.
3） Oto, M. et al. Gender differences in psychogenic non-epileptic seizure. Seizure. 14（1）, 2005, 33-9.

5.めまいの患者さん、眼振に注目！

（39歳、女性）

 先生、めまいの患者さんです。

 頭動かしたときにめまいはひどくなる？

 つらそうで、そんな感じです。

 眼振ある？

 確認しようとしたのですが、めまいが続いてて目を開けてくれなくて……。

 ちゃんと確認しないと！ 眼振あったらBPPVらしいじゃない！

 らしくなぁい！！！ 持続時間をまず確認しなさい！！！

 え？！ BPPVじゃないの？！ 頭動かしたときに……。

めまいと眼振

　めまいを訴える患者さんを診るときには、中枢性だけでなく前失神の可能性を考えることは学びましたね（「めまいはいろいろ！」p.65参照）。BPPVらしさは、持続時間に注目することもOKですね？！（p.69 Column参照）。それではみなさん、ここで1つ質問です。目の前に救急搬送されてきためまい患者さんがいます。左側臥位の状態で閉眼し、バイタルサインは安定しています。めまいの持続時間は1分以内で、同姿勢でいればめまいはないと訴えています。BPPVの典型パターンですが、この患者さんは、この

状態で眼振を認めるでしょうか？

　眼振は、細かく正確に評価するのは難しいですが（私も自信がありません……）、頻度の高い疾患の典型的な眼振所見をまずは覚えてしまいましょう。まず理解することとして、BPPVは原則として安静時に眼振は認めません。耳石が動いた際に眼振とともにめまいを認めるため、左側臥位や右側臥位など、ある一定の姿勢で固定され、症状が消失している場合には、眼振も認めません。それに対して、末梢性めまいでBPPVの対抗馬となる前庭神経炎は、めまい症状は姿勢によらず持続し眼振も常時認めるのが典型的です。患者さんがある一定の姿勢で動いていないにも関わらず、その時点で眼振を認める場合には、頭位変換時にめまいが増悪するとしてもBPPVらしくはありません。急性前庭症候群※と考え、前庭神経炎や脳梗塞を考える必要があります。「BPPVは安静時には眼振は認めない」、これを理解しておきましょう。

※急性前庭症候群（acute vestibular syndrome；AVS）：急性発症の重篤なめまいで、嘔気・嘔吐、姿勢の不安定性、自発的眼振を伴う症候群。24時間以上持続する。

眼振の評価の仕方

　みなさん、眼振はどのように確認していますか？ フレンツェル眼鏡があれば必ず利用し評価するようにしましょう。この眼鏡、どんな役割があるのか知っているでしょうか？ 虫眼鏡のように目をはっきり確認するためのもの、それだけではありません。自身でかけるとわかりますが、焦点が合わずぼやけています。眼振はある1点を凝視するとはっきりしなくなるため、このような仕組みになっているのです。

　また、眼振は早期に確認するようにしましょう。時間とともに眼振は確認しづらくなります。また、ベンゾジアゼピン系などの薬剤を使用すると消退することもあります[1]。

表2　HINTS　　中枢性を見逃すな！

HI	head impulse	視線が遅れる（陽性）か否か 遅れたら前庭障害 遅れなかったら正常 or 中枢性
N	nystagmus	注視方向性 or 垂直性眼振なら中枢性 一方向性眼振なら末梢性
TS	test of skew	目隠しを外した直後に眼球が動くか否か 動く（陽性）＝異常反射（脳幹障害）

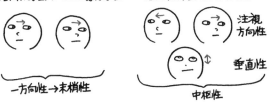

右向いても左向いても左（または右）　　右向いたら右、左向いたら左

注視
方向性

垂直性

一方向性→末梢性　　　　　　　　中枢性

　トリアージや初療時には、①BPPVか否かは持続時間から疑い、眼振が安静時に認めないことを確認する、②めまいが持続している患者さんでは、一方向性の眼振（右を向いても左を向いても右、または左）であれば、前庭神経炎と矛盾しないと考える、この2点をまずは押さえておけばOKです※。左右ではなく垂直性の眼振や、注視眼振（右を向いたら右、左を向いたら左など）の場合には中枢性を疑います。

※急性前庭症候群では、主に前庭神経炎か脳梗塞を見分ける必要がありますが、これはCTやMRI画像よりも、身体所見が鑑別に有用です。HINTSと呼ばれ、眼振以外に、head impulse test、test of skewを評価し、らしさを見積もります（表2）。これらは言葉で説明するよりも動画を見た方がわかりやすいでしょう。動画サイトに複数存在するため確認してみてください。

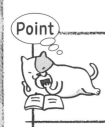

Point

安静時
あんせいじ

眼振あったら
がんしん

AVS
エーブイエス

〈文献〉
1) Edlow, JA. et al. Using the physical examination to diagose patients with acute dizziness and vertigo. J Emerg Med. 50（4）, 2016, 617-28.

フレンツェル眼鏡がなかったら?

　フレンツェル眼鏡はどこにでもあるわけではありません。なければ自分で作るというのも1つの手ですが、ちょっとした工夫で少しは見やすくなります。眼振は注視させると見づらくなるため、指1本を凝視してもらうよりかは、方向だけ指定し細かな標的は持たせないことが重要です。コピー用紙など白紙の紙を使用し、「こっち（白紙）を見てください」と声をかけて確認することをお勧めします。

　ちなみに、眼振は角度をつけすぎると正常の人でも認めることがあります。正面視から左右上下30°程度に留め確認しましょう。

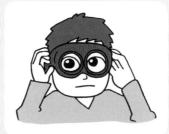

文献
1) 坂本壮. それって本当にBPPV？！見逃せない救急・見逃さない救急. プライマリ・ケア. 5（1）, 2020, 21-7.

140 第3章

6. 疼痛の患者さん、患部を直視せよ！

（66歳、男性）

 先生、胸痛の患者さんです。昨日の夕方から徐々に痛くなったみたいです。心電図では明らかな変化はないと思います。

 胸痛患者では10分以内に心電図だからね。さすが！ 確かに問題なさそうだね。

 バイタルサインは問題ないので、トロポニンなどの採血待ちでしょうか？

 きちんと診察しなさい！

 もちろんしますよ。でも結局高齢者の胸痛は心電図とトロポニンを経時的にみないとわからないじゃないですか？！

 そんなことない！！！ 見ればわかる！

高齢者で頻度の高い帯状疱疹

　心筋梗塞は、救急外来において見逃しがちな疾患であり、高齢者では特に意識しておくべき必要がある疾患です。胸痛患者では必ず鑑別に挙げ、10分以内に心電図を確認することが推奨されています。それでは、心筋梗塞を除外するためにはどうしたらよいでしょうか？ 心電図を繰り返し確認する、高感度トロポニンを測定するなど、以前と比べて客観的に評価する基準はできつつありますが、完全なものではありません。

　目の前の胸痛患者が心筋梗塞ではないと言い切るためには、実はもっと単純なことがあります。それは、目の前の患者さんの胸痛の原因となる他

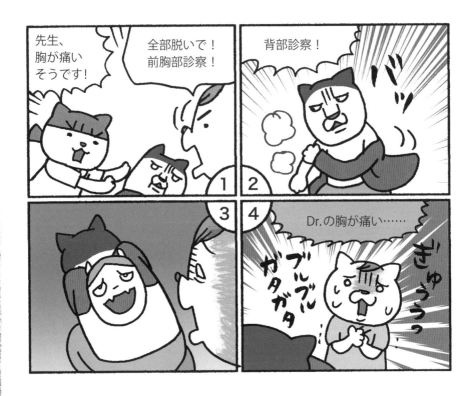

疾患を確定させることです。あたりまえのことですが、胸痛患者ではどうしても5 killer chest pain※と呼ばれる重篤な疾患ばかりに目がいき、検査を優先しがちです。もちろんそれも大切ですが、頻度の高い疾患をきちんと評価、不要な検査を回避することも大切です。

帯状疱疹は、約3人に1人が罹患し、年齢とともに罹患率は増加します[1]。一般の外来で診ることも非常に多いですが、救急外来でも出合う頻度は高く、心筋梗塞だと思い精査を進めたものの、最終的に帯状疱疹であったという経験は誰もが一度は経験するものです。特に高齢者では頻度が高いため、必ず鑑別に挙げるようにしましょう。

胸痛患者を診察する際、鑑別に帯状疱疹が挙がっていれば背部も確認すると思いますが、挙がっていないと前胸部のみを診察し、意外と背部の所

見は見落とされます。心電図を施行しても、V6電極の中腋窩線上までです。"背中を見たら皮疹が！"ってこともあるので、必ず初療の段階で直視するようにしましょう。

※5 killer chest pain：心筋梗塞（急性冠症候群）、急性大動脈解離、肺血栓塞栓症、緊張性気胸、食道破裂の急を要する重篤な疾患を指します。

帯状疱疹の難しいところ

典型的な帯状疱疹では、痛みやかゆみの出現から、同部位に皮疹を認めるまで1〜5日、最大で1週間程度のタイムラグがあります[1]。なかには、zoster sine herpete といって皮疹が出ない帯状疱疹もあるため、頭を悩ませることもまれですがあります。"sine（ラテン語）"でwithout（英語）の意味です。救急外来では、らしい皮疹の存在をきちんと確認し、明らかな皮疹を見逃さないようにすればOKです。

全身くまなくチェック

帯状疱疹だからといって軽視してはいけません。神経節の支配領域に島状に数個皮疹が認められるような典型的なものであれば軽症ですが、病変が広範囲で、多くの神経皮膚分節にまたがっている場合には播種性（汎発性）帯状疱疹といって重症度が上がります。また、鼻根部に認める場合には、三叉神経の枝によって支配されており、虹彩炎などの眼科合併症なども引き起こします。この場合には眼科診察が必要です。

播種性帯状疱疹の場合には、点滴での治療や、空気感染するため個室管理など対応が異なります。帯状疱疹を1カ所認めたら、必ず全身くまなく確認しましょう。

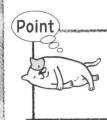

Point

診察は
服を脱がせて
全身チェック

〈文献〉
1) Schmader, K. Herpes Zoster. Ann Intern Med. 169（3）, 2018, ITC19-ITC31.

Column

若い人の帯状疱疹、繰り返す帯状疱疹

　帯状疱疹は高齢者に多いですが、成人にも起こりえます。帯状疱疹は非常に頻度の高い疾患でありワクチンも今後普及していくことが予想されますが、治療とともに、その背景に潜む疾患を意識しておくことも忘れないようにしましょう。免疫不全者の帯状疱疹は重症として扱いますが、代表的な免疫不全の1つ、それがHIVです。海外と比べて国内では決して頻度は高くありませんが、常に意識しておく必要があります。特に、若い人が繰り返し帯状疱疹を起こしている場合には要注意です。

　HIVもまた、疑わなければ診断できず、知らず知らずのうちに目の前を通り過ぎていってしまう病気です。普段からあたりまえのように患者さんの背景に潜む疾患を拾いあげるべく、病歴を聴取しましょう。MSM※では、そうでない人と比較し、HIVの可能性は高くなります（Column「相手が異性とは限らない！」p.102 参照）。

※MSM：men who have sex with men

おなかぽっこりの原因は？

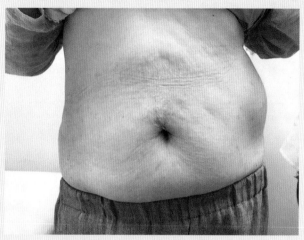

postherpetic pseudohernia

　みなさん、**写真を見てください**。この左側腹部のぽっこりの原因はなんでしょうか？　これは、postherpetic pseudohernia（帯状疱疹後偽性ヘルニア）といって、帯状疱疹後の腹壁麻痺なのです。帯状疱疹後の患者さんの数％程度に起こるといわれ、頻度の高いものではありません。多くは自然消退するため心配はないのですが、患者さんは心配ですよね。私はこれまでに5例程度経験がありますが、その多くは他院や他科で診断がつかず紹介による症例でした。患者さんはがんなど悪いものではないのかと不安そうに外来にやってきます。知っていさえすれば、鑑別に挙げ、「ここ数週間で、同部位に痛みや皮疹がありませんでしたか？」と問診し、「え？　なんでわかるんですか？！」と返事があればその時点で診断できるでしょう。頭の片隅に！

文献
1)　Sakamoto, S. et al. A woman with abdominal swelling. Emerg Med J. 37 (1), 2020, 18-24.

7. 腹痛の患者さん、軟らかくても安心するな！

（78歳、男性）

 先生、腹痛の患者さんです。数時間前から痛いみたいで、持っていたロキソニン®を飲んだそうですが改善しないようです。

 お腹は軟らかい？

 軟らかいです。

 バイタルは？

 安定しています。来院前に一度気を失いそうになったようですけど、今は大丈夫です。

 じゃぁ大丈夫そうだね。病棟で呼ばれちゃったからちょっと待っててもらって！

 今すぐ診るのだ！危険な所見が1つ2つ……。

消化液か出血か、それが問題だ！

　腹痛を苦手としている人は多いのではないでしょうか。頭痛や胸痛と比較すると鑑別は多岐にわたり、消化器疾患が原因とは限りません。お腹が明らかに硬く、反跳痛を認める場合には、誰もが"まずい"と判断することができますが、軟らかいと安心しがちです。胃穿孔や大腸穿孔など、消化液が漏れる場合には、お腹を触診すると筋性防御や板状硬といってカチ

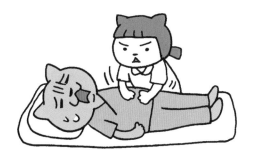

カチになることが多いのに対して、漏れるものが血液の場合には、反跳痛は認めても腹膜刺激症状は乏しいのです。腹部大動脈瘤切迫破裂、異所性妊娠など、緊急手術を要する疾患が多く含まれるため、お腹の硬さだけではなく、発症様式や疼痛の程度、時間経過など、いわゆる痛みのOPQRST（表4、p.58参照）をきちんと評価し、重症度を見積もりましょう。

腹部大動脈瘤切迫破裂は疑った段階で即対応を！

腹部大動脈瘤切迫破裂は、対応が遅れると救命できず、破裂症例の50％は生存した状態で病院にたどり着くこともできません。初療の段階で早期に疑わなければ適切な対応をとることができないのです。腹部大動脈瘤を指摘されている患者さんの腹痛であれば、誰もが疑うことができると思いますが、指摘がない、またはわからない状態では鑑別を見逃しがちです。

古典的3徴である腹痛、血圧低下、腹部拍動性腫瘤がそろうのは50％程度であり、失神、胸痛、腰背部痛、側腹部痛、嘔気・嘔吐を主訴に来院することもあります[1]。救急外来では、腹痛以外に、50歳以上の患者さんでは、意識障害、意識消失、ショック状態の患者さんでは鑑別に入れ、腹部エコーを速やかに行う習慣をもちましょう。突然発症では要注意でしたね（「突然発症には要注意！」p.57参照）。尿路結石？　と思った際も鑑別必須の疾患であることもお忘れなく。

意識消失、特に失神で来院することもあり、高齢者では腹痛を訴えないこともあります。心血管性失神のHEARTSにも含まれていることもお忘れ

なく（表7、p.64参照）。

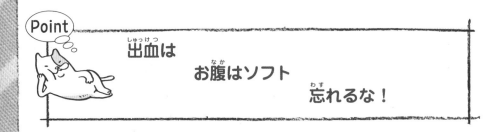

Point

出血は

お腹はソフト

忘れるな！

〈文献〉
1) Rubano, E. et al. Systematic review: emergency department bedside ultrasonography for diagnosing suspected abdominal aortic aneurysm. Acad Emerg Med. 20 (2), 2013, 128-38.

8.外傷の患者さん、痛みがあったら骨折だ！

（81歳、女性）

 先生、左股関節痛の患者さん、レントゲン撮り終わりました。診察お願いします。

 骨折は……なさそうだね。カーペットにすべって転んだみたいで受傷機転もはっきりしているから、痛み止め出して帰宅かな。

 結構痛そうですけど大丈夫ですか？

 明らかな骨折なさそうだからまぁ大丈夫でしょう。痛みが続いたらまた来てもらうよ。

 きちんと診察して、画像追加だ！

 え？ いつもは不要な検査はするなって……。

 不要じゃない！ 検査は必要なときに行うのだ！

画像よりも痛みを重視！ 1本1本触診を！

　高齢者の骨折は頻度が高く、救急外来でも毎日のように出合います。大腿骨近位部骨折、胸腰椎圧迫骨折、橈骨遠位端骨折、上腕骨顆上骨折などなど、みなさんも経験したことがあることでしょう。教科書に載っているような明らかな骨折がレントゲンで判明すれば、その後の判断はそれほど困りませんが、画像がはっきりしない場合には、その後の対応は意外と悩

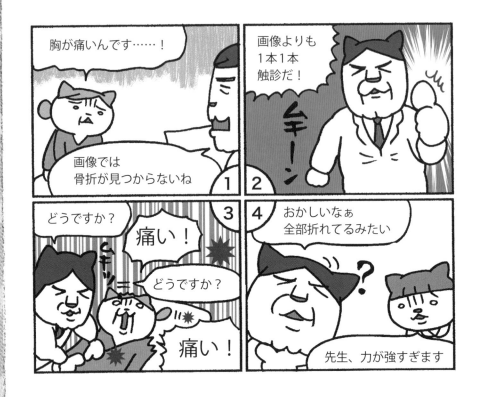

ましいものです。

　近位部骨折？　と思っても恥坐骨の骨折であった、圧迫骨折？　と思った
ら棘突起が折れていた、橈骨遠位端骨折と思ったら舟状骨骨折であったな
ど、部位の問題で読影のエラーであることもありますが、レントゲンのみ
でははっきりしないこともあります。そのような場合、みなさんはどうす
るでしょうか？

　骨折をレントゲンのみで判断するのは危険です。CTでもわからないこ
ともあるぐらいです。救急外来で圧迫骨折や大腿骨近位部骨折疑いの患者
さんに緊急でMRIを撮影するのは現実的ではありませんが、痛みの部位を
1つ1つ触診し、ピンポイントで痛みがある場合には、レントゲンやCT陰
性を理由に骨折を否定するのではなく、骨折があるものと判断し対応する

必要があります。最近はエコーも有用なので、可能であれば当ててみると
いいでしょう。

　痛みがあるのに画像所見で骨折なしと判断し、痛みで苦しんでいる患者
さんを無理矢理車椅子に載せて帰すなんてかわいそうでしょ……？

外傷なくても骨折は起こりうる！

　大腿骨近位部骨折は寝たきりの患者さんでも起こりえます。施設入所中
や入院中の患者さん、在宅の患者さんで転倒もしていないのに股関節を痛
がり診断に至ることもあります。オムツ交換のときに折れてしまうことが
あるのです。

　圧迫骨折も、転んでいないと言い張る患者さんでも起こりえます。椅子
に座る際にドスンと腰掛けるだけでも高齢者、特に女性は折れることがあ
るのです。

　慢性硬膜下血腫に外傷歴の有無はあまり重要でないことは覚えています
ね（p.70 Column参照）。痛みがあれば、明らかな転倒歴などがなくても骨
折をきちんと評価しましょう。受傷機転の確認は忘れちゃダメよ！

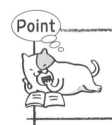

Point

異常なし？
痛みがあれば
異常あり

9. 皮疹の患者さん、ABCDをチェック！

（39歳、男性）

 先生、じんましんの患者さんです。バイタルサインは問題なさそうです。

 何かアレルギーあるのかな？ 喘鳴はないよね？

 特に今までは問題なかったようです。喘鳴は吸気、呼気きんちと確認しましたがありません。夕食後に食べた物を吐いてしまったみたいですけど、今は大丈夫です。

 なら問題なさそうだね。ちょっと病棟に呼ばれたので待っててもらって！ すぐに戻ります。

 すぐにアドレナリン筋注だ！！！

 え？ そんな大げさなぁ～ショックではないですよ。

 ショックに陥る前に対応するのだ！！！

アナフィラキシーとは？

　アナフィラキシーとは、「重篤な全身性の過敏反応であり、通常は急速に発現し、死に至ることもある。 重症のアナフィラキシーは、致死的になり得る気道・呼吸・循環器症状により特徴づけられるが、典型的な皮膚症状や循環性ショックを伴わない場合もある」と定義されます[1]。診断基準は表3の通りです[1]。救急外来では、アレルゲンを同定することよりも、対応を急がなければなりません。大げさに聞こえるかもしれませんが、アナ

表3　アナフィラキシーの診断基準

以下の2つの基準のいずれかを満たす場合、アナフィラキシーである可能性が非常に高い。
1.　皮膚・粘膜症状、または両方の症状（全身性の蕁麻疹、掻痒または紅潮、口唇・舌・口蓋垂の腫脹など）が急速に（数分〜数時間で）発症した場合。さらに、少なくとも次の1つを伴う。
A.　気道/呼吸：呼吸不全（呼吸困難、呼気性喘鳴・気管支攣縮、吸気性喘鳴、PEF低下、低酸素血症など） B.　循環器：血圧低下または臓器不全に伴う症状（筋緊張低下【虚脱】、失神、失禁など） C.　その他：重度の消化器症状（重度の痙攣性腹痛、反復性嘔吐など【特に食物以外のアレルゲンへの曝露後】）
2.　典型的な皮膚症状を伴わなくても、当該患者にとって既知のアレルゲンまたはアレルゲンの可能性がきわめて高いものに曝露された後、血圧低下・または気管支攣縮または喉頭症状※が急速に（数分〜数時間で）発症した場合。
乳幼児・小児：収縮期血圧が低い（年齢別の値との比較）、または30％を超える収縮期血圧の低下※ 成人：収縮期血圧が90mmHg未満、または本人のベースライン値に比べて30％を超える収縮期血圧の低下

※血圧低下は、本人のベースライン値に比べて30％を超える収縮期血圧の低下がみられる場合、また以下の場合と定義する。
ⅰ．乳幼児および10歳以下の小児：収縮期血圧が（70+【2×年齢（歳）】）mmHg未満
ⅱ．成人：収縮期血圧が90mmHg未満
※喉頭症状：吸気性喘鳴、変声、嚥下痛など。

（文献1より引用）

フィラキシーであった場合には、適切な介入が行われなければ、あっという間にショックに陥ります。最も早いのは経静脈的投与された薬剤によるものです。一般的には、食物で30分、蜂毒で15分、薬剤で5分程度[2]とされていますが、数分内に心停止に至った例を数回経験しています。相談する間もなく病態が変化するため、初療に関わるものは誰もが意識し対応しなければならないのです。

　ちなみに、アナフィラキシーショックは、アナフィラキシーに伴い血圧低下や意識障害を伴う場合とされますが、ショックに陥る前に介入することを心掛けなければなりません[1]。

アナフィラキシーの症状

　皮疹が有名で約90％の患者さんに認めますが、必須ではないこと、また

表4　アナフィラキシーの症状と頻度

皮膚症状		90%
	じんましん、血管運動性浮腫	85〜90%
	顔面紅潮	45〜55%
	発疹のないかゆみ	2〜5%
呼吸器症状（Airway Breathing）		40〜60%
	呼吸困難、喘鳴	45〜50%
	喉頭浮腫	50〜60%
	鼻炎	15〜20%
循環器症状（Circulation）	めまい、失神、血圧低下	30〜35%
腹部症状（Diarrhea）	嘔気、下痢、腹痛	25〜30%
その他	頭痛	5〜8%
	胸痛	4〜6%
	けいれん	1〜2%

（文献3より引用）

消化器症状もアナフィラキシーのサインであることを頭にいれておきましょう（表4）[3]。皮疹に加え喘鳴や血圧低下を認める場合には誰もが気付きますが、皮疹を認めない場合や、消化器症状、呼吸困難を主訴に来院した場合には対応が遅れがちです。

アドレナリンの適応

　アナフィラキシーの治療薬は唯一アドレナリンです。抗ヒスタミン薬やステロイドを使用することもありますが、必須ではなく急ぐものではありません。とにかくアナフィラキシーを認識したら、すぐにアドレナリンを準備しなければなりません。

　アドレナリンをいつ用いるのか、なんとなくアドレナリンというと心停止の際に用いる薬剤というイメージから、

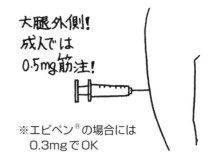

大腿外側！
成人では
0.5mg筋注！

※エピペン®の場合には
　0.3mgでOK

表5　アドレナリン筋注の推奨用量

体重1kgあたり0.01mg、最大投与量0.5mg 1mg/mL（1：1000）のアドレナリン0.5mL相当	
体重10kg以下の乳幼児	0.01mL/kg＝1mg/mL（1：1000）を0.01mg/kg
1〜5歳の小児	0.15mg＝1mg/mL（1：1000）を0.15mL
6〜12歳の小児	0.3mg＝1mg/mL（1：1000）を0.3mL
13歳以上および成人	0.5mg＝1mg/mL（1：1000）を0.5mL

（文献1より引用）

血圧が保たれている場合には投与を遠慮してしまうことがありますが、それではダメです。対応が遅れると致死的となるため、シンプルに覚えましょう。「皮膚症状 or 抗原曝露 ＋ ABCD（表4）のいずれかの症状」があった場合にはアドレナリンを使用しましょう[4)]。投与部位は大腿外側、投与量は成人では0.5mg、投与経路は筋注です[1)]（表5）。肩ではありません、大腿外側です。皮下注や静注ではありません、筋注です。

　アドレナリン筋注とともに、細胞外液投与も行うことを忘れずに！ アナフィラキシーショックは血液分布異常性ショック（表8、p.47参照）でしたよね。アドレナリン投与後も効果が乏しい場合には5〜15分ごとに投与を繰り返します。それでもダメならグルカゴンを用いますが、詳細は他書[5)]を参照してください。笑

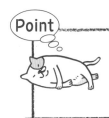

Point

アドレナリン
大腿外側
（だいたいがいそく）
0.5mg筋注
（ミリ きんちゅう）

〈文献〉
1) 日本アレルギー学会Anaphylaxis対策委員会. アナフィラキシーガイドライン2022. 東京, 日本アレルギー学会, 2022, 32p.
2) Pumphrey, RS. Lessons for management of anaphylaxis from a study of fatal reactions. Clin Exp Allergy. 30 (8), 2000, 1144-50.
3) Joint Task Force on Practice Parameters. et al. The diagnosis and management of anaphylaxis: an updated practice parameter. J Allergy Clin Immunol. 115 (3 Suppl 2), S483-523.
4) 林寛之. ステップビヨンドレジデント3：外傷・外科診療のツボ編. 東京, 羊土社, 2006, 213p.
5) 坂本壮. 救急外来ただいま診断中！. 東京, 中外医学社, 2015.

造影剤、恐いのは腎症ではなくアナフィラキシー

　造影剤は救急外来で使用する頻度が高いですが、注射薬によるアナフィラキシーとしても比較的頻度が高く常に注意しておく必要があります。造影剤を用いる際に腎機能を気にすることは多いと思いますが、それ以上にアナフィラキシーを意識しておくようにしましょう。造影剤腎症は結論からいえば、造影が必要と判断した場合には行う必要があり、腎機能を気にして大動脈解離や絞扼性腸閉塞など、重篤な疾患の対応が遅れては本末転倒です。

　造影剤を用いるときは、必ずCT室など使用する場所へ同行し、患者さんのバイタルサインや症状を注意深く観察しましょう。単純CTを撮影した段階で原因が同定できれば、不要な造影はキャンセルです。腹痛の患者さんに対する造影CTの頻度が最も多いと思いますが、身体診察に加えエコーを施行し、造影CTの必要性を見積もることはお忘れなく。

文献

1) Aycock, RD. et al. Acute Kidney Injury After Computed Tomography: A Meta-analysis. Ann Emerg Med. 71 (1), 2018, 44-53.

10. 悪寒戦慄の 患者さん、腹部を チェック！

（74歳、女性）

 先生、寒気を訴えている患者さんの診察お願いします。

 布団かぶってもブルブルしている感じ？

 そうですね。この時期（8月）に厚着して寒い、寒いとしきりに言ってます。熱はなく、痛みの訴えはありません。

 これから熱が上がるかな。痛みないならインフルエンザかなぁ……。

 きちんとお腹を触るんだ！

 もちろん診察しますけど、痛みないんですよ……。

 女性は我慢強い人が多いのだ！

悪寒戦慄をみたら

　寒気を自覚しその後発熱を認める、みなさんも経験があると思います。インフルエンザに罹ったことがある人はわかりますよね。悪寒にも程度があり、軽度悪寒（mild chills）、中等度悪寒（moderate chills）、悪寒戦慄（shaking chills）と区分され、布団の中でもブルブル、歯がガチガチな場合には悪寒戦慄ありと判断します。

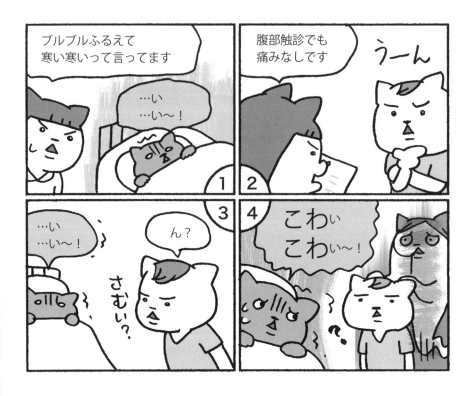

　悪寒戦慄を認める場合には、菌血症のリスクが高いとされ、その原因を検索する必要があります[1]。冬のインフルエンザ流行時期であればインフルエンザの可能性は高いですが、細菌感染症を見逃してはいけません。頻度が高いフォーカスを中心に、きちんと評価しましょう。

悪寒戦慄を合併しやすいフォーカス

　肺炎であれば頻呼吸や咳嗽、呼吸困難を認めるように、腎盂腎炎では腎叩打痛、頻尿、排尿時痛、胆道感染症では心窩部痛や右上腹部痛を認めるのが一般的ですが、高齢者では訴えがはっきりしないことも多く、また認知症や脳卒中後遺症などで寝たきりで反応が乏しい場合には、フォーカスを同定することが難しいこともあります。

　悪寒戦慄が菌血症を示唆する所見の1つであるため、それを逆手にとり、ブルブルふるえている患者さんを見たら、菌血症に陥りやすいフォーカスを疑って所見をとりにいくとよいでしょう。その代表が、腎盂腎炎に代表される尿路感染症と、胆管炎に代表される胆道感染症です。なんとなく触診するのと、ここがフォーカスに違いないと触診するのとでは感度が異なるでしょう。また、わずかな痛みや訴えを拾いあげる必要があり、患者さんの表情を見ながら触診し、苦悶様症状の出現を見逃さないようにしましょう。

　また、腎盂腎炎、胆管炎は抗菌薬のみではよくならないこともあります。それぞれ、尿路結石、胆石など閉塞機転が存在する場合には、ステントなどによってドレナージを行う必要があるのです。そのため、悪寒戦慄を認める患者さんが来院した場合には、早期に腹部を中心とした診察を行い、可能であればエコーを行い閉塞機転を示唆する水腎症や胆管拡張がないかをチェックしましょう。疑わしい所見があれば、採れる施設であれば血液培養2セット提出をお忘れなく。

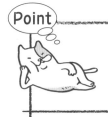

Point

ブルブルと
　　　　ふるえていたら
　　　　　　　　血培だ

〈文献〉
1)　Tokuda, Y. et al. The degree of chills for risk of bacteremia in acute febrile illness. Am J Med. 118
　　(12), 2005, 1417.

●著者紹介

坂本 壮（さかもと そう）

総合病院国保旭中央病院 救急救命科 医長/
臨床研修副センター長
埼玉医科大学総合医療センター総合診療内科
・感染症科 客員准教授

【専門】
救急科専門医、集中治療専門医、総合内科専門医

【著書】
「救急外来 ただいま診断中！」2015、中外医学社
「内科救急のオキテ」2017、医学書院
「救急外来 診療の原則集：あたりまえのことをあたりまえに」2017、シーニュ
「主要症状からマスターする すぐに動ける！急変対応のキホン」2019、総合医学社
「ERナースの思考加速トリアージ」2022、メディカ出版
「ねころんで読める救急患者の"痛み"のみかた」2023、メディカ出版
など

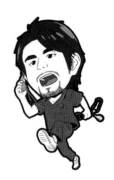

ねころんで読める救急患者のみかた
　　　　　　　　　　　よ　　きゅうきゅうかんじゃ
―ナース・救急救命士・研修医のための
　　　きゅうきゅうきゅうめいし　　けんしゅうい
診療とケア
しんりょう

2020年6月5日発行　第1版第1刷
2024年6月10日発行　第1版第5刷

著　者　坂本 壮
　　　　さかもと　そう

発行者　長谷川 翔

発行所　株式会社メディカ出版
　　　　〒532-8588
　　　　大阪市淀川区宮原3-4-30
　　　　ニッセイ新大阪ビル16F
　　　　https://www.medica.co.jp/

編集担当　鈴木陽子
装　　幀　市川 竜
イラスト　藤井昌子／小玉高弘
印刷・製本　株式会社シナノ パブリッシング プレス

ISBN978-4-8404-7232-6　　Printed and bound in Japan

当社出版物に関する各種お問い合わせ先（受付時間：平日9：00～17：00）
●編集内容については、編集局 06-6398-5048
●ご注文・不良品（乱丁・落丁）については、お客様センター 0120-276-115